Sameh Achoura
Hajer Hammami

Tumores da abóbada craniana

Sameh Achoura
Hajer Hammami

Tumores da abóbada craniana

Cuidados

ScienciaScripts

Imprint

Any brand names and product names mentioned in this book are subject to trademark, brand or patent protection and are trademarks or registered trademarks of their respective holders. The use of brand names, product names, common names, trade names, product descriptions etc. even without a particular marking in this work is in no way to be construed to mean that such names may be regarded as unrestricted in respect of trademark and brand protection legislation and could thus be used by anyone.

Cover image: www.ingimage.com

This book is a translation from the original published under ISBN 978-620-6-72070-6.

Publisher:
Sciencia Scripts
is a trademark of
Dodo Books Indian Ocean Ltd. and OmniScriptum S.R.L publishing group

120 High Road, East Finchley, London, N2 9ED, United Kingdom
Str. Armeneasca 28/1, office 1, Chisinau MD-2012, Republic of Moldova, Europe
Printed at: see last page
ISBN: 978-620-8-06041-1

ÍNDICE

INTRODUÇÃO

Os tumores da abóbada craniana são raros e muito diversos, sendo dominados em termos de frequência por lesões secundárias. Representam 0,8% a 2% de todos os tumores ósseos.

São descobertos por acaso, durante um exame radiológico, ou sistematicamente durante um exame de extensão para certas hemopatias ou cancros osteofílicos.

Os sinais clínicos são pouco sugestivos.

A avaliação neurorradiológica baseia-se essencialmente em tomografias computorizadas.

O exame histológico é necessário para definir o tipo e o grau histológico do tumor, o que determinará posteriormente a atitude terapêutica e o prognóstico.

São tratados cirurgicamente, sendo necessária quimioterapia e/ou radioterapia em alguns casos. Por vezes, não é necessário qualquer tratamento.

O nosso estudo diz respeito a uma série de 20 casos de tumores da abóbada do crânio, recolhidos no departamento de neurocirurgia do principal hospital de formação militar em Tunes durante um período de 17 anos.

Os objectivos do presente estudo são :

- Estudar os aspectos epidemiológicos, clínicos, radiológicos e terapêuticos dos tumores da abóbada craniana;

-   Avaliação da evolução e do prognóstico a curto e longo prazo;

-   Comparar os nossos resultados com os da literatura.

PACIENTES E MÉTODOS

I. Doentes

Trata-se de um estudo analítico retrospetivo de 20 observações de tumores primários e secundários da abóbada craniana.

1. Critérios de inclusão

Incluímos doentes seguidos e tratados por tumor da abóbada no departamento de neurocirurgia do principal hospital militar de instrução em Tunes, entre 2000 e 2016.

2. Critérios de exclusão

Excluímos :

- Doentes com diagnóstico de tumores da base do crânio que se estendem à abóbada craniana, meningiomas que invadem a abóbada craniana e lesões infecciosas.

- Idade inferior a 20 anos.

- Pacientes que perderam o seguimento.

II. Métodos de estudo

1. Recolha de dados

Recolhemos e estudámos os dados relativos a estes doentes a partir dos livros de observação.

Todos estes dados foram compilados através de uma ficha de registo de dados (anexo 1), destacando as caraterísticas clínicas, radiológicas e anatomopatológicas:

- Identificação do doente ;

- O período de consulta ;

- Modo de descoberta ;

- Exame da tumefação ;

- Exame neurológico ;

- Exame somático ;

- Dados radiológicos (raios X, TAC, RMN) e biológicos;

- As diferentes modalidades de tratamento: tratamento médico, tratamento cirúrgico, radioterapia, quimioterapia ;

- Exame anatomopatológico ;

- Tendências a curto e a longo prazo ;

2. Análise de dados e estudo estatístico

Trata-se de um estudo descritivo dos elementos anamnésticos, físicos, radiológicos e evolutivos.

Os dados foram introduzidos no Excel e analisados no SPSS versão 21.0.

As variáveis quantitativas foram expressas em médias e percentagens.

RESULTADOS

I. Resultados globais

A. Dados epidemiológicos

1. repartição por idade

A idade dos nossos doentes variava entre os 20 e os 75 anos, com uma média de 47,4 anos. 25% (5 doentes) tinham menos de 35 anos e 20% (4 doentes) tinham mais de 60 anos.

Mesa IRepartição dos doentes por idade

Idade	Número		%
	Benigno	Maligno	
20 à 29	4		20
30 à 39	3		15
40 à 49	2	1	15
50 à 59	2	3	25
60 à 69	1	2	15
70 à 79		2	10
Total	12	8	

A figura abaixo mostra a distribuição destas lesões de acordo com a idade na nossa série:

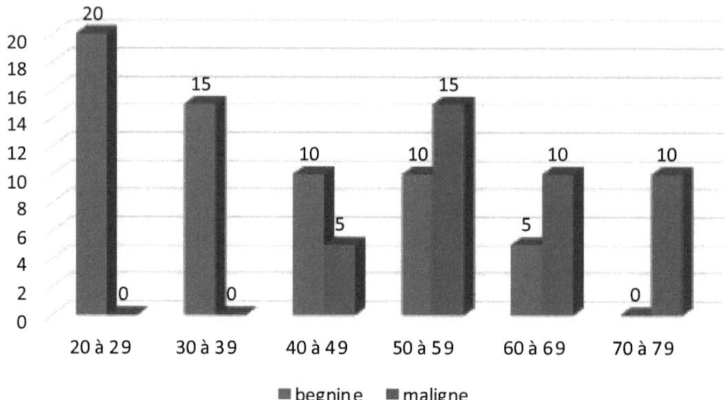

Figura 1Distribuição dos doentes por idade

ème A distribuição das lesões mostra um pico de frequência na 6ª década.

èmeèmeèmeNo entanto, as lesões benignas predominaram na década de 3 (20%) em comparação com 5% na década de 7, enquanto as lesões malignas foram mais frequentes na década de 6 (15%).

2. Repartição por género

A repartição dos doentes por género revelou uma ligeira predominância masculina, com uma relação sexual M/F de 1,2.

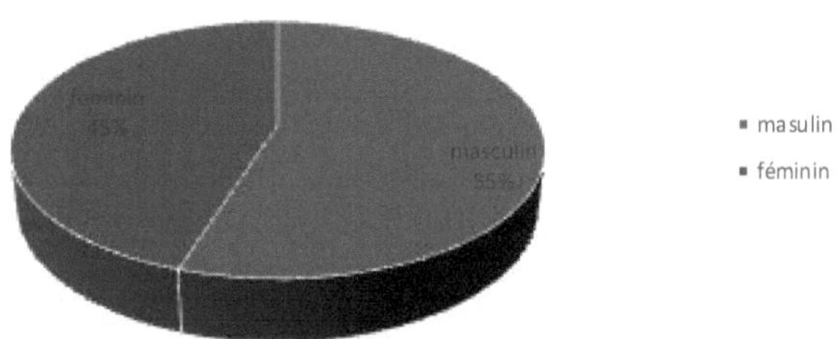

Figura 2Distribuição das lesões por sexo

8

3. História

No caso de lesões benignas, não foram registados antecedentes gerais.

Além disso, foi relatada a noção de um traumatismo craniano benigno que precede a descoberta de uma lesão do arco, com um atraso médio de 12 meses e extremos que variam de 6 meses a 10 anos.

Três doentes sofreram traumatismo craniano, o que representa 15% da nossa série.

Para as lesões secundárias, um doente estava a ser monitorizado para a dislipidemia.

Um doente foi tratado há 10 anos por tuberculose pulmonar comum.

Doente seguido no serviço de oftalmologia por adenocarcinoma da glândula lacrimal.

Um doente submetido a uma cirurgia às cataratas e a uma tiroidectomia total.

B. Dados clínicos

1. sinais funcionais

O edema craniano foi registado em 9 doentes.

8 doentes apresentavam dores de cabeça.

2. sinais físicos

O exame físico revelou :

A maioria dos nossos doentes encontra-se em bom estado geral.

Um doente apresentou uma deterioração do estado geral com uma classificação de Karnofsky de 60% (OMS 3).

Inchaço em 9 doentes: mole em 2, firme em 4 e duro em 3.

Foi registada dor à palpação em 4 doentes.

O aspeto da pele oposta à lesão foi mencionado em 9 doentes: era normal em 8 e inflamatório apenas num caso.

Uma doente apresenta uma massa mamária dura com um eixo longo de 4 cm.

Síndrome brônquica num doente.

Um doente apresentava uma massa dura e indolor ao exame rectal.

O quadro clínico na admissão consistia essencialmente em :

- Dores de cabeça: 8 pacientes (40%)

- Edema local da abóbada do crânio: 9 doentes (45%)

- Achados incidentais: 3 doentes (15%).

Não foram observadas perturbações neurológicas nos nossos doentes.

Tabela IIDistribuição dos pacientes de acordo com os sinais clínicos

	Número de pacientes	**Percentagem**
Dores de cabeça	8	40 %
Inchaço local	9	45%
Défice neurológico	0	0%
Uma descoberta casual	3	15%

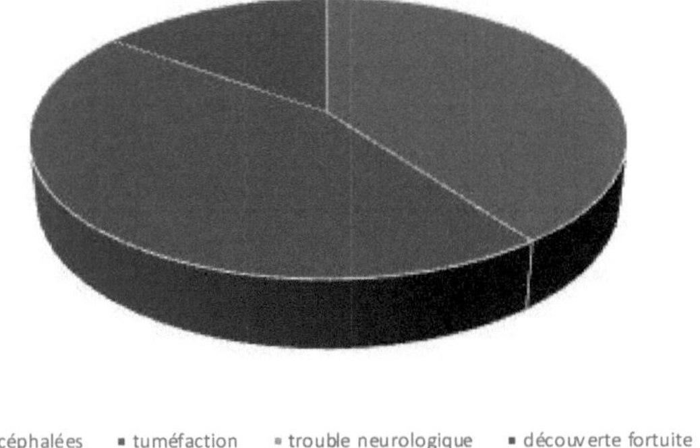

Figura 3Distribuição dos pacientes de acordo com os sinais clínicos

C. Dados paraclínicos

1. Radiografia do crânio

Sete doentes tinham sido submetidos a exames radiográficos normais (crânio frontal, perfil).

As radiografias do crânio mostraram lise óssea em 2 casos, osteocondensação em 3 casos e um aspeto misto em 2 casos.

2.cérebro TC

Todos os doentes tinham sido submetidos a uma TAC cerebral.

Permitiu :

- Especificar o número de lesões.

- Revelar uma única lesão em todos os doentes.

- Localizar as lesões.

- Especificar o tamanho e determinar a densidade.

Todos os ossos da abóbada craniana foram afectados, com uma clara predileção pelos ossos frontais e parietais.

A tabela abaixo mostra a localização dos tumores de abóbada na nossa série.

Tabela IIIDistribuição dos doentes por localização craniana

Topografia	Número de casos	Percentagem
Osso frontal	8	40%
Osso occipital	4	20%
Osso temporal	1	5%
Osso parietal	7	35%
Total	20	100%

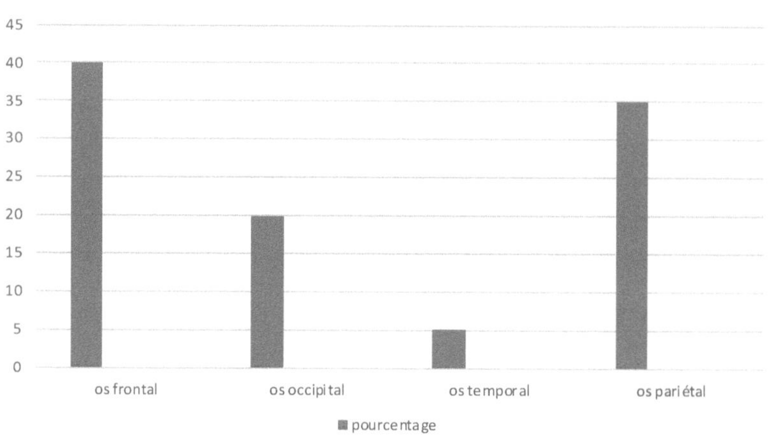

Número número localização

Figura 4Distribuição dos doentes por localização craniana

Verificámos uma predominância da localização frontal com 8 casos, ou seja, 40%, seguida da localização parietal com 7 casos, ou seja, 35%.

A localização temporal foi encontrada em apenas um caso, ou seja, 5% dos casos da nossa série.

- Tamanho da lesão de :

    Tamanho < 3 cm em 3 casos.

    Tamanho entre 3 e 5 cm em 14 casos.

    Tamanho > 5 cm em 3 casos.

- Densidade :

A lesão era hiperdensa em 7 casos, hipodensa em 10 casos e mista em 3 casos.

3. Ressonância magnética do cérebro

Onze doentes foram investigados por RMN cerebral, para além da TC cerebral.

A RMN cerebral foi utilizada para estudar o componente tecidular, a extensão intracraniana e a infiltração sinusal.

Apresentou 9 casos de lesões tecidulares e 2 casos de lesões quísticas.

4. Exame ósseo

A cintigrafia óssea foi efectuada em quatro doentes como parte do trabalho de extensão. Mostrou uma única lesão na abóbada em 3 casos e focos de hiperfixação no esqueleto em 1 caso.

5. angiografia cerebral

A angiografia não foi efectuada nos nossos doentes.

Tabela IV Repartição dos exames radiológicos

Tipo de exame efectuado	Número de casos
Radiografia padrão	7
TAC	20
RMN	11
Angiografia	0
Cintigrafia	4

6 Biologia

Todos os nossos doentes foram submetidos a um exame biológico, incluindo hemograma, grupo sanguíneo, função renal, hemostase e ionograma sanguíneo, como parte do exame pré-operatório.

Foram efectuados testes à tiroide, incluindo FT4 e TSH, em dois doentes.

Os marcadores tumorais (PSA em 2 doentes, ACE CA125, CA15-5) foram testados em 9 doentes:

Foi registado um aumento do PSA acima de 20 num doente.

Foi observada uma perturbação do equilíbrio da tiroide num doente.

O resto do exame foi normal.

Foi efectuado um teste de função hepática (ASAT, ALAT) em ambos os doentes com histiocitose X e o resultado foi normal.

D. Tratamento

A excisão cirúrgica foi completa em 16 doentes e parcial em 3.

A reconstrução foi efectuada em 18 dos nossos doentes.

A dura-máter foi respeitada em todos os nossos doentes, exceto em dois casos: Um doente apresentava infiltração do seio sagital superior, que foi ligado no seu terço anterior.

E. Exame histológico

Foi efectuado um exame histológico em todos os doentes. Este exame confirmou com certeza a nossa suspeita.

Os resultados foram dominados por metástases em 7 casos, ou seja, 35% dos casos da nossa série: 2 casos de carcinoma da tiroide, 2 casos de cancro da mama, um caso de cancro da próstata, um caso de cancro dos brônquios e 1 caso de extensão local de um tumor da glândula lacrimal.

A maioria dos nossos doentes estava a ser tratada do seu cancro primário.

Apenas 2 casos foram acompanhados no nosso serviço por edema da abóbada; as investigações e o exame anatomopatológico revelaram a causa primária.

Outros tipos histológicos são :

- Quatro casos de osteoma

- Dois casos de hemangiomas ósseos

- Dois casos de histiocitose X

- Um caso de neurofibroma

- Um caso de quisto epidermoide

- Um caso de meningioma intraósseo

- Dois casos de tumores malignos primários:

✓ Um caso de osteossarcoma

✓ Um caso de condrossarcoma

Mesa VRepartição das lesões por exame patológico

	Natureza da lesão	Natureza histológica	Número	Percentagem
Tumores primários	Tumores benignos	Osteoma	4	35%
		Hemangioma	2	
		Cisto de células escamosas	1	
	Tumores malignos	Condrossarcoma	1	10%
		Osteossarcoma	1	
	Pseudotumores e tumores de várias origens	Histiocitose x	2	20%
		Meningioma	1	
		Neurofibroma	1	
Tumores secundários	Metástases	Carcinoma de células escamosas brônquico	1	35%
		Carcinoma da próstata	1	
		Cancro da tiroide	2	
		Cancro da mama	2	
	Local	Adenocarcinoma da glândula lacrimal	1	

F. Tratamento complementar

Nove doentes receberam tratamento adicional

Um doente com osteossarcoma tinha recebido quimioterapia pós-operatória.

Os doentes com lesões metastáticas foram encaminhados para um serviço de carcinologia.

G. Evolução

O resultado a curto prazo foi favorável para a maioria dos nossos doentes.

O resultado a longo prazo foi favorável em 11 doentes com lesões benignas após um seguimento médio de 18 meses.

Por outro lado, os que apresentavam lesões malignas tinham um prognóstico bastante mau.

Três doentes tiveram uma recidiva local.

Três doentes morreram após um seguimento médio de 21 meses.

II. Resultados de acordo com o tipo de tumor

A. Tumores primários

1. tumores benignos

1.1. Osteomas

Na nossa série, recolhemos 4 casos de osteomas em 2 homens e 2 mulheres, com uma idade média de 29 anos.

➢ Clínica :

O modo de descoberta comum a todos os nossos doentes foi um inchaço do crânio. A cefaleia associada foi encontrada em 2 casos.

O tempo decorrido entre o aparecimento do inchaço e a consulta foi relativamente longo, com uma média de 8 anos e extremos que variaram entre 2 e 10 anos.

O tamanho das tumefacções variava entre 2 e 4 cm.

As lesões estavam localizadas em :

-O osso frontal em 2 casos;

-Osso parietal em 2 casos.

Um doente apresentou uma recidiva 9 meses após a excisão cirúrgica.

A noção de traumatismo craniano foi encontrada em 3 doentes, ou seja, 75% dos casos.

➢ Imagiologia :

As radiografias do crânio em 2 doentes mostraram opacidades arredondadas bem limitadas com um tom de cálcio.

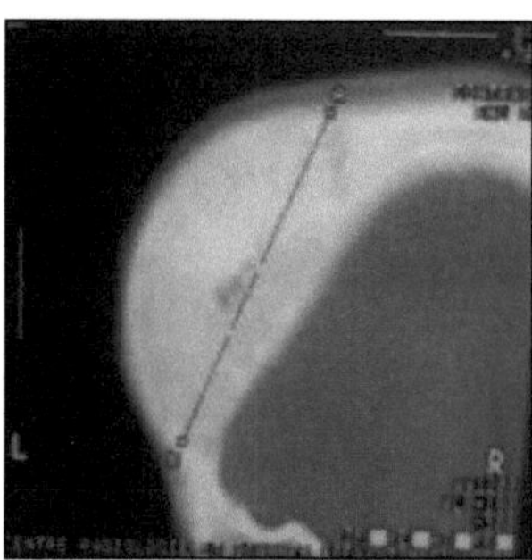

Figura 5(Obs 12) osteoma: tomografia computorizada cerebral: osteocondensação frontal esquerda

As tomografias computorizadas cerebrais dos nossos 4 doentes confirmaram a presença de uma lesão densa e homogénea e clarificaram os seus limites.

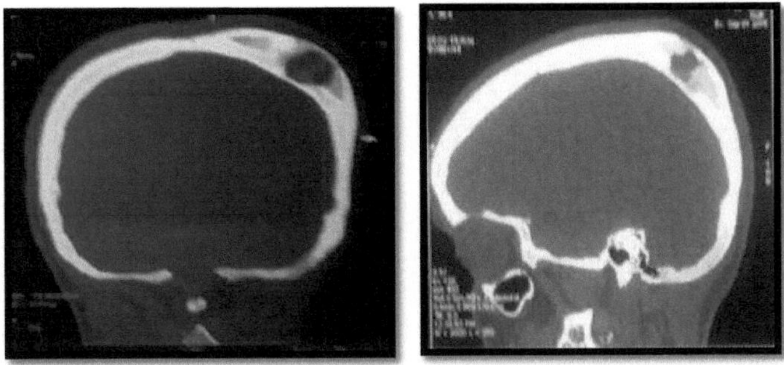

Figura 6 (obs12)

Tomografia computorizada cerebral em reconstrução coronal(a) e sagital(b): lesão óssea intradipoidal da convexidade parietal esquerda com aspeto misto de osteocondensação e lítico, medindo 5*2 cm.

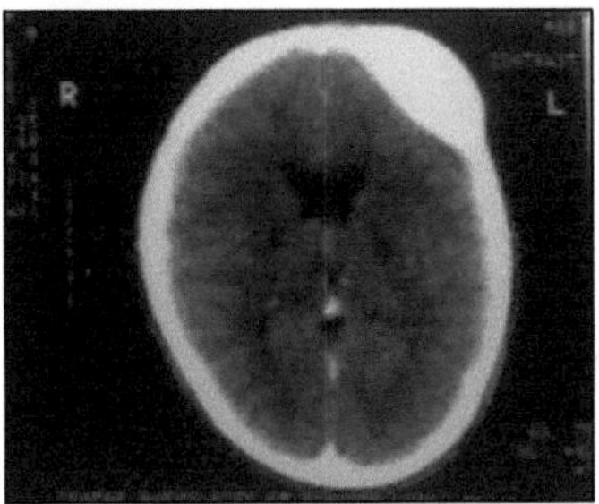

Figura 7Corte axial de TC cerebral: grande lesão de condensação frontal esquerda em relação ao córtex medial.

➢ Tratamento :

Todos os nossos doentes foram submetidos a uma remoção cirúrgica completa da lesão e a uma cranioplastia concomitante.

Um doente apresentou recidiva da lesão no mesmo local cirúrgico com um atraso de 9 meses, necessitando de repetir a cirurgia, que se complicou no intra-operatório por uma rotura acidental da dura-máter.

Imediatamente após a operação, apresentou uma crise convulsiva generalizada.

Foi internada na unidade de cuidados intensivos para ser vigiada 24 horas por dia.

➢ Exame anatomopatológico :

Em todos os quatro doentes, a peça cirúrgica foi   para   exame patológico. Este exame revelou trabéculas de osso haversiano compacto e múltiplos espaços invasivo-adipais com limites claros da lesão.

➢ Evolução :

Ao fim de 3 anos, todos os doentes tiveram uma evolução favorável.

1.2. Meningiomas intra-ósseos

O doente tinha 52 anos, sem antecedentes médicos, e apresentava uma tumefação parietal direita, mole, indolor, com 64 meses de evolução e evolução lenta, associada a cefaleias.

➢ Imagiologia :

As radiografias do crânio *mostraram* uma lesão osteocondensante homogénea segmentar.

A tomografia computadorizada, sem e após a injeção, mostrou espessamento e densificação homogénea e localizada da lâmina externa da diploea, e a lâmina interna era irregular.

A RM confirmou a presença de um processo tecidular com origem na abóbada craniana parietal direita, bastante bem delimitado e com origem intra-diploide.

> *Tratamento* :

O tratamento consistiu numa ampla ressecção cirúrgica sob anestesia geral, com cranioplastia imediata. A evolução pós-operatória foi simples

> Exame anatomopatológico :

O exame anatomopatológico permitiu concluir que se tratava de um meningioma intraósseo constituído por células de tipo epitelial agrupadas em ilhas separadas entre si por um fino tecido conjuntivo-vascular, que lembrava o estroma dos tumores neuroendócrinos. As células tumorais apresentavam citoplasma esparso e núcleos redondos com cromatina fina que se assemelhavam entre si.

No estudo imuno-histoquímico, as células tumorais expressaram focalmente os marcadores epiteliais Citoqueratina e EMA.

> Evolução :

A progressão foi favorável ao fim de 2 anos.

1.3. Hemangiomas

Recolhemos 2 casos de hemangiomas em 1 homem e 1 mulher, com uma idade média de 30 anos.

> Clínica :

Esta lesão foi descoberta após o aparecimento de tumefação craniana em 1 doente e de cefaleias em 1 doente.

O tempo até à consulta foi de 6 meses e 3 anos, e a tumefação localizava-se parietalmente num caso e frontalmente no outro, medindo aproximadamente 2 cm em ambos os doentes.

> Imagiologia :

Foram efectuadas *radiografias do crânio* em 1 doente, mostrando uma opacidade à custa do osso parietal.

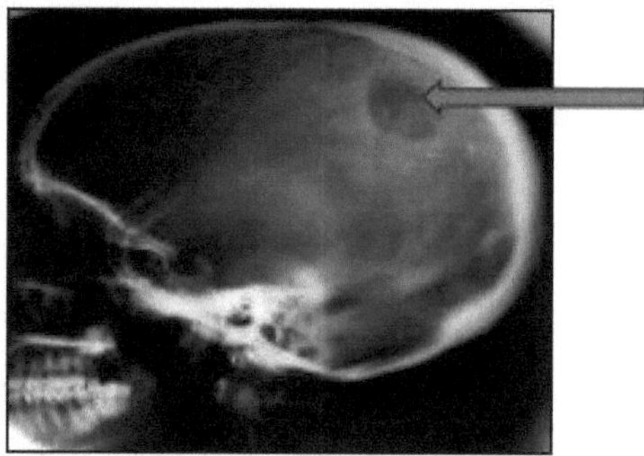

Figura 8(Obs. 10): Hemangioma ósseo. Radiografia de crânio: Lesão osteolítica do osso parietal esquerdo (seta).

Foram efectuadas *tomografias computorizadas* nos nossos 2 doentes, que levaram ao diagnóstico de hemangioma.

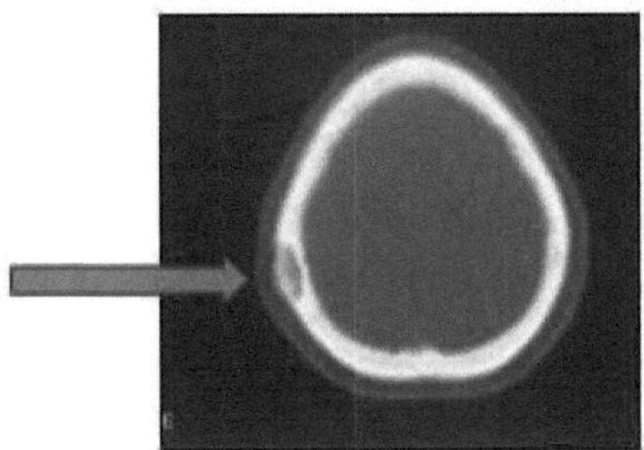

Figura 9(Obs. 10): Hemangioma ósseo: tomografia computadorizada cerebral em corte axial, imagem de osteólise parietal direita em janela óssea.

> Tratamento :

A remoção completa da lesão foi conseguida nos 2 pacientes com cranioplastia imediata.

O tratamento pós-operatório foi simples nestes 2 doentes.

> *Exame anatomopatológico* :

Foi efectuado um exame anatomopatológico em ambos os doentes. Este confirmou o diagnóstico, mostrando um tumor vascular benigno formado pela proliferação de estruturas vasculares do tipo capilar revestidas por um endotélio regular. Estas estruturas estão separadas por tecido fibroso escassamente celular. O tumor estava rodeado à superfície por uma cápsula fibrosa espessa que se estendia até aos feixes de células musculares estriadas.

> Evolução :

Após um seguimento médio de 9 meses, todos os doentes tiveram uma evolução favorável, sem complicações ou recidivas.

1.4. Neurofibroma

> Clínica

O doente tinha 51 anos e apresentava cefaleias moderadas há 3 anos, sem sinais de hipertensão intracraniana.

O exame revelou uma tumefação mole, dolorosa, com 6 cm de comprimento, não inflamatória, na região latero-occipital esquerda.

> Imagiologia

Não foi efectuada qualquer radiografia padrão.

A TC cerebral mostrou um processo tumoral envolvendo o osso occipital esquerdo com extensão extracraniana e destruição óssea, com densidade tecidual, bem limitada por uma parede hiperdensa com calcificações puntiformes. A massa era intradiplóide, heterogénea, com necrose central e intenso contraste periférico (FIGURA 10).

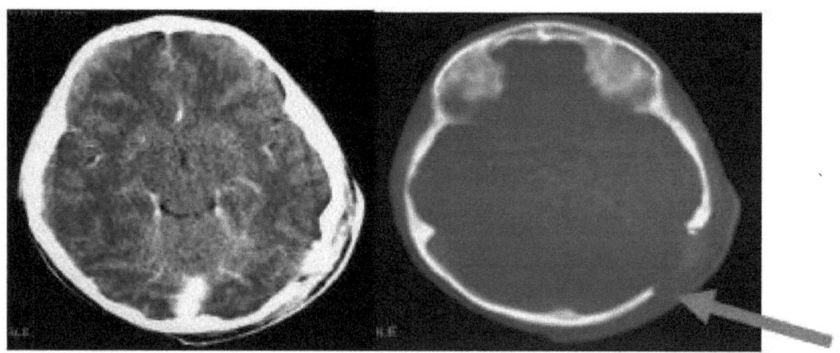

Figura 10(Obs. 1): Neurofibroma. TC cerebral: Processo tumoral no osso occipital esquerdo, com extensão extracraniana e destruição óssea em cortes de janela óssea.

A RM cerebral mostrou um processo lesional heterogéneo com hipossinal em SpT1, SpT2 e Flair, associando uma zona líquida central necrótica a uma zona periférica carnuda fortemente realçada pelo Gadolínio.

> Tratamento :

O doente tinha sido submetido a uma remoção cirúrgica em monobloco de um processo carnoso parcialmente cístico, com reconstrução óssea em simultâneo.

> Exame anatomopatológico :

O exame histopatológico concluiu que o tumor era uma proliferação de células fusiformes dispostas em feixes sobre um fundo fibro-hialino. O estudo imunohistoquímico revelou a marcação das células tumorais com PS100 e vimentina. Tudo indica que se trata de um neurofibroma.

> Evolução *:*

A progressão é boa após 5 anos.

1.5 Quistos epidermóides

O doente tinha 42 anos e não tinha antecedentes patológicos.

> Clínica :

A doente foi internada com uma tumefação frontal surgida há 5 anos, com aumento progressivo da lesão, recentemente associada a cefaleias localizadas sem vómitos ou crises convulsivas. A tumefação era indolor, com 3 cm de comprimento, mole, não pulsátil, fixa em relação aos planos profundos, móvel em relação aos planos superficiais e sem sinais inflamatórios. O restante exame era indiferente.

➢ Imagiologia :

Radiografia normalizada: revelou uma lacuna óssea que envolvia o arco frontal, de forma grosseiramente arredondada, bem definida e rodeada por uma fina linha de condensação.

A tomografia computorizada (TC) confirmou esta massa como uma hipodensidade líquida homogénea (entre 12 e 25 unidades Hounsfield) contendo algumas calcificações no seu interior. De localização intradiplóide, este processo era responsável pela destruição das mesas externa e interna sem extensão endocraniana, não tomava contraste e o parênquima cerebral oposto não apresentava qualquer carácter patológico (Fig. 11).

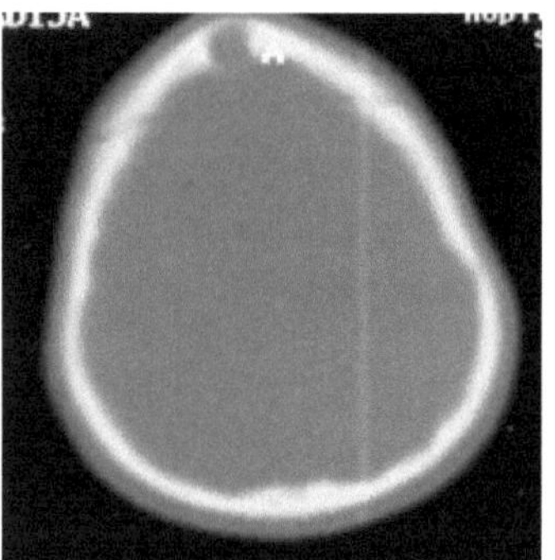
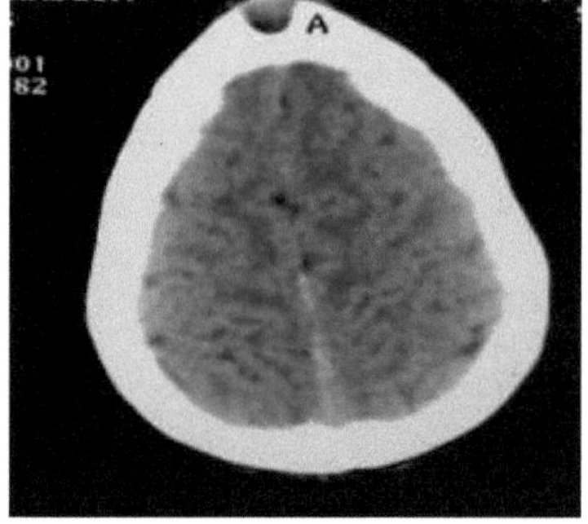

Figura 11(Obs.4): Cisto epidermoide: tomografia computadorizada cerebral: lesão hipodensa intra-diploide bem circunscrita das duas mesas ósseas, a localização e o aspeto sugerem um cisto epidermoide ou dermoide.

Na ressonância magnética (RM), tratava-se de um processo bem delimitado, com iso-hipossinal em T1 e hipersinal em T2, comprimindo o parênquima cerebral sem sinais de invasão deste último, como evidenciado por uma fina linha de separação em T2 com hipossinal. No corte coronal, o couro cabeludo em contacto não se encontrava infiltrado. Em FLAIR, o conteúdo do processo apresentava um sinal heterogéneo, diferente do do líquido cefalorraquidiano (LCR). Não foi injetado gadolínio.

➢ Tratamento :

O procedimento cirúrgico consistiu numa incisão cutânea arciforme com uma charneira inferior centrada no processo, seguida de descolamento do couro cabeludo. Foi revelada uma cápsula fina e clivável sob tensão, que tinha sido enfraquecida durante a dissecção, libertando um conteúdo líquido mais ou menos espesso associado a formações pseudomembranosas e lamelas esbranquiçadas nacaradas: um aspeto muito sugestivo de quisto epidermoide. A cápsula tumoral foi completamente removida e foi efectuada uma cranioplastia do defeito com cimento acrílico. O tratamento pós-operatório foi simples.

➢ Exame anatomopatológico :

O estudo histológico confirmou a natureza epidermoide do quisto, sem caraterísticas degenerativas.

➢ Evolução :

A evolução clínica foi boa ao fim de 3 anos.

1.6. Histiocitose X

Registaram-se dois casos de histiocitose X com uma idade média de 35 anos em dois doentes sem antecedentes patológicos notáveis.

> Clínica :

Um doente foi consultado por uma tumefação parietal de 4 cm de diâmetro, com aumento progressivo de tamanho e evolução desde há 2 meses, associada a cefaleias.

O segundo doente foi consultado por cefaleias atípicas.

> Imagiologia :

No primeiro doente, *a TAC cerebral* mostrou uma volumosa lesão condensada parietal esquerda com lise óssea da abóbada oposta e, no segundo doente, a TAC mostrou uma lesão lítica heterogénea.

A ressonância magnética cerebral revelou danos nos tecidos, com lise óssea da abóbada oposta em ambos os doentes.

> Tratamento :

O doente foi submetido a uma excisão cirúrgica em monobloco por craniectomia de um tumor acinzentado, localmente necrótico, pontiagudo e ligeiramente hemorrágico.

Foi efectuada uma cranioplastia. O pós-operatório decorreu sem problemas.

> Exame anatomopatológico :

O exame anatomopatológico revelou uma massa formada pela proliferação de células histiocíticas langerhansianas, caracterizadas por um citoplasma eosinofílico mais ou menos abundante e, sobretudo, por núcleos de aspeto amarrotado ou incisivo.

Estas células estavam focalmente associadas a células gigantes multinucleadas e, sobretudo, a polinúcleos eosinofílicos. O tumor apresentava áreas de necrose bastante extensas.

Os fragmentos ósseos examinados envolviam osso cortical e estavam infiltrados por células de Langerhansian. O estudo imunohistoquímico mostrou uma intensa positividade nuclear e citoplasmática da maioria das células com a proteína anti

S100(PS100), e positividade citoplasmática com anti CD1a.

O anti CD68a mostrou positividade em algumas destas células, especialmente nas células multinucleadas.

Estes resultados apoiaram o diagnóstico de histiocitose de Langerhansian.

> Evolução *:*

Um exame alargado, incluindo uma TAC torácica-abdominal-pélvica e um exame biológico, foi considerado normal, pelo que o tratamento foi suspenso.

A progressão foi favorável após 1 ano.

2. Tumores ósseos malignos

2.1. Osteossarcoma

O doente tinha 23 anos e não tinha antecedentes patológicos.

> Clínica :

O doente apresentava uma tumefação temporo-parieto-occipital esquerda de 3cm/2 há 5 meses, mole e fixa, com um aspeto polilobado doloroso e sem sinais inflamatórios.

> Imagiologia :

Radiografia do crânio: não efectuada

TC cerebral: revelou um processo tumoral da abóbada com calcificações heterogéneas associadas a extensão endocraniana. (Fig. 12).

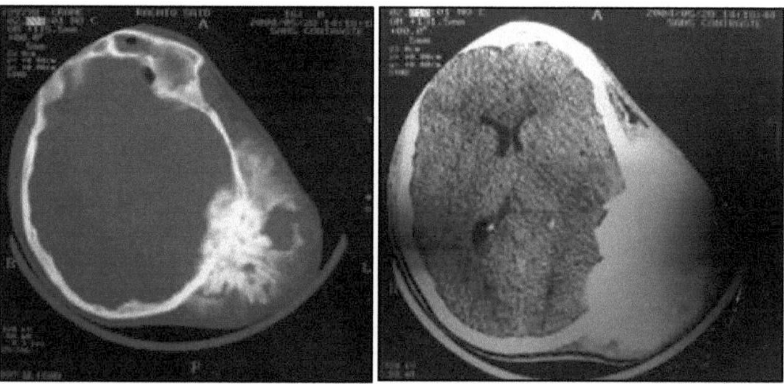

Figura 12(Obs.5): CT osteossarcoma cerebral: Enorme processo tumoral da abóbada craniana com calcificações heterogéneas (a) associado a extensão endocraniana (b).

> Tratamento :

O tratamento consistiu na remoção subtotal da lesão.

> Exame anatomopatológico :

Os vários fragmentos tumorais tinham um aspeto cribriforme, incluindo o tecido aderente ao osso, o que correspondia a um tumor maligno altamente celular. As células tumorais apresentavam citoplasma esparso, por vezes eosinofílico, por vezes claro, atipia nuclear moderada e mitoses bastante numerosas (8 mitoses/10 campos em grande ampliação).

Estas células rodeavam pequenas trabéculas osteóides finas e algumas delas estavam rodeadas por substância osteoide. Algumas das trabéculas osteóides estavam calcificadas. (Fig. 13).

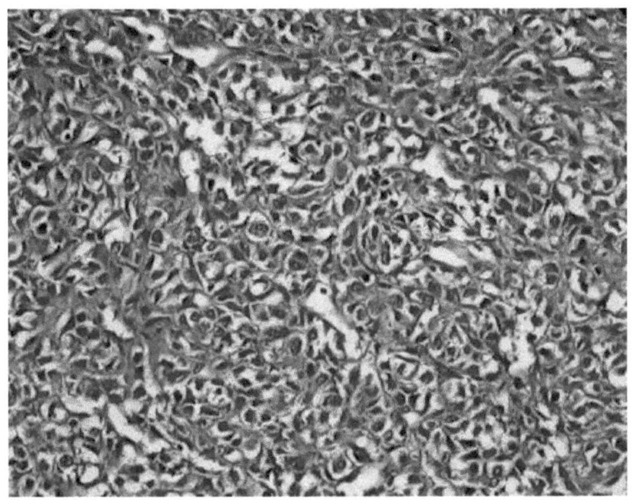

Figura 13(Obs. 5): Osteossarcoma. Proliferação tumoral maligna rica em atipias com pequenas trabéculas osteóides (hematoxilina e eosina de alta ampliação).

> Continuação do tratamento e evolução :

A tomografia computorizada do tórax efectuada no âmbito da extensão do tratamento foi normal. Foi então tomada a decisão de efetuar 2 cursos de quimioterapia seguidos de radioterapia adjuvante.

O doente faleceu após 5 meses com recidiva local.

2.2 Condrossarcoma

> Clínica

Um homem de 20 anos de idade, sem história prévia de doença, apresentou inicialmente um inchaço retro-auricular esquerdo. O exame neurológico era normal.

> Imagiologia :

A tomografia computadorizada mostrou uma lesão cística extracraniana centimétrica que se desenvolvia na mesa externa da sincondrose temporo-occipital. (Fig.14).

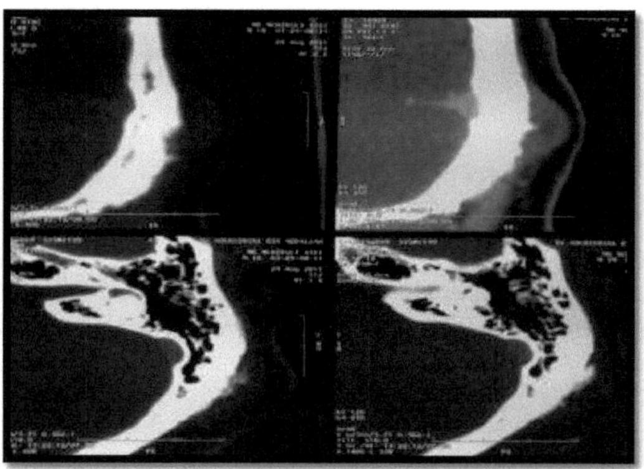

Figura 14 (obs 11):a) Condrossarcoma TC cerebral: corte axial através do osso e janela parenquimatosa

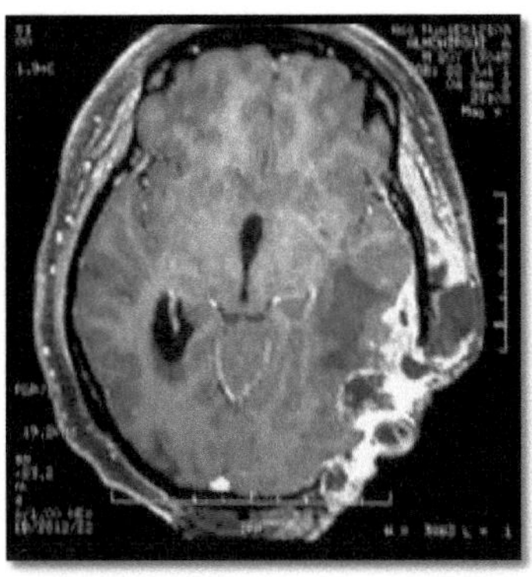

b) Ressonância magnética cerebral em sequência T2 após 2 anos de evolução

> ➤ Tratamento :

Foi efectuada primeiro uma citofunção, seguida de uma ressecção incompleta do tumor.

> ➤ Estudo anatomopatológico :

Concluiu que se tratava de um condrossarcoma de grau I.

> ➤ Tratamento adjuvante e resultados :

A lesão recidivou aos 3 meses de pós-operatório, sendo necessário repetir a operação.

Foi tentada radioterapia com uma dose de 50 Gy. O doente recidivou mais duas vezes, tendo sido necessário o mesmo número de intervenções cirúrgicas, incluindo uma craniectomia parcial. Após 4 meses da última recidiva, foi novamente consultado por cefaleias e tonturas, com um síndroma cerebelar misto ao exame.

Nessa altura, o tumor tinha invadido o parênquima cerebral cerebelar e parietal esquerdo e tinha-se tornado inacessível.

O paciente faleceu 02 meses depois.

B. Tumores secundários: Metástases cranianas

A nossa série incluiu 7 casos de metástases da abóbada craniana com uma idade média de 65 anos.

> *Clínica* :

O modo de descoberta foi o inchaço em 5 doentes associado a dores de cabeça.

A descoberta foi fortuita em dois casos.

O exame neurológico não apresentava anomalias.

> Imagiologia :

As radiografias dos crânios de dois doentes revelaram lise óssea.

Os exames cerebrais revelaram lesões osteolíticas em todos os 7 casos.

Num doente, *a ressonância magnética* cerebral revelou infiltração do seio sagital superior.

A cintigrafia efectuada em 4 doentes mostrou :

Para uma doente com diagnóstico de carcinoma da mama: múltiplos focos de hiperfixação na abóbada craniana occipito-parietal, no trocânter maior esquerdo e no ísquio esquerdo.

Com base nos exames radiológicos e patológicos, o diagnóstico foi de carcinoma da mama com metástases ósseas.

Nos outros três doentes, a cintigrafia era normal, à exceção das lesões no arco.

➢ Tratamento :

Dado o estado avançado da doença, 2 doentes não receberam tratamento e 5 foram submetidos a excisão cirúrgica.

➢ Evolução :

Dois doentes morreram com um atraso médio de 7 meses.

Os outros doentes foram reencaminhados para os seus oncologistas para acompanhamento.

Tabela VI Tabela de resumo dos doentes com lesões metastáticas

Género Idade (anos)	História	Modo de descoberta	Exame clínico	Exame paraclínico	Tratamento	Anap ath	Cuidados pós-operatórios	Evolução
F/ 62	Dislipidemia Carcinoma mamário	Edema parieto-occipital	Edema parieto-occipitalen	Radiografia: lesão lítica TAC: lesão osteolítica	Abstenção	-	-	Falecido

			on doloroso, não inflamatório, medindo 5/4 cm	Cintigrafia : múltiplas localizações secundárias				
F/ 54	Carcinoma mamário	Uma descoberta casual	Dores de cabeça	Tomografia computadorizada: lesão osteolítica frontal de 2 cm Cintigrafia : lesão única do arco	Remoção total + cranioplastia	Carcinoma mamário	Simples	Bons progressos
H/ 67	Cirurgia de cataratas Tiroidectomia total+iodoterapia	Inchaço frontal esquerdo	Edema frontal esquerdo, com 5 cm de diâmetro, mole, firme, indolor,	Radiografia do crânio: imagem lacunar do osso frontal Com osteocondensação periférica TC: lesão óssea endocraniana externa	Iodoterapia de excisão total	Metástases do carcinoma vesicular da tiroide	Simples	Favorável

		ligado aos planos profundos					
H / 59	LIMPO	Inchaço da testa	Inchaço fixo de 4 cm na testa, indolor, Massa cervical dura de 3 cm	RM: massa de tecido de osteólise subjacente e infiltração do seio sagital superior	Excisão total	Carcinoma vesicular	Simples	Favorável
H/ 46	TBK pulmonar tratado	Descoberta acidental durante a avaliação de uma tosse e hemoptise		CT : Lise óssea da arcada envolvendo a mesa externa e interna	Excisão total	Metástases ósseas de carcinoma de células escamosas pouco diferenciado	Superinfecção do local da cirurgia	Perdido de vista

| H/68 | Carcinoma da próstata | AEG Inchaço frontal esquerdo | Tumefação fronto-parietal esquerda dura e irregular sem sinais inflamatórios | RMN: tumefação extracraniana com osteólise | Bió psia cirúr gica | Metá stases de carci noma vesic ular | Sim ples | Mo rte |
| F/70 | Cirurgia para adenocarcinoma da glândula lacrimal | Dores de cabeça | Inchaço da testa | CT : | Exci são subt otal | Metá stases locais | Sim ples | Est áve l |

Ilustração de alguns casos de doentes com lesões secundárias

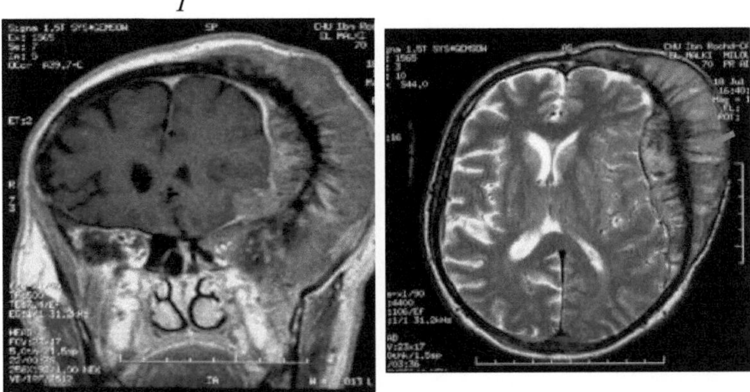

Figura 15(Observação 2): Metástases ósseas de carcinoma da próstata. RM cerebral em corte coronal T1 mostrando lesão isointensa ocupando o espaço extradural e partes moles com destruição óssea (a). No corte axial T2, a lesão mantém o mesmo sinal (b).

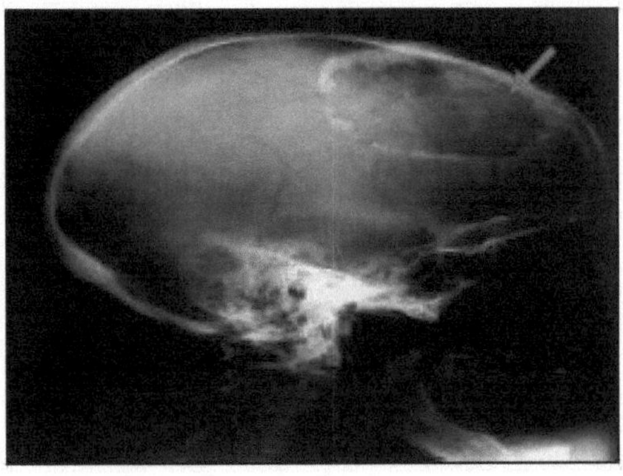

Figura 16(Obs.3): Metástases ósseas de carcinoma da tiroide. Radiografia de crânio: Imagem lacunar sobre o osso frontal esquerdo com osteocondensação periférica.

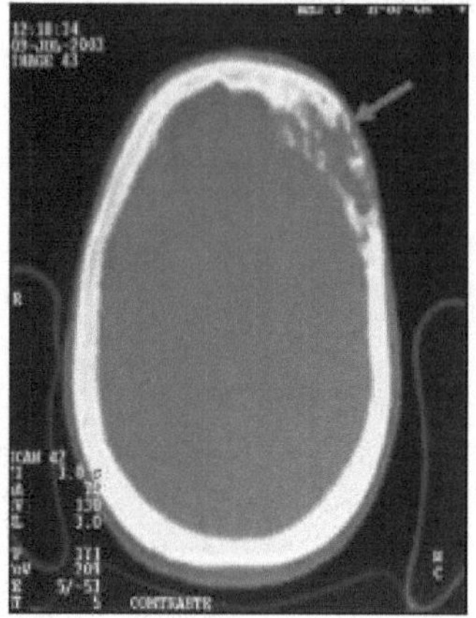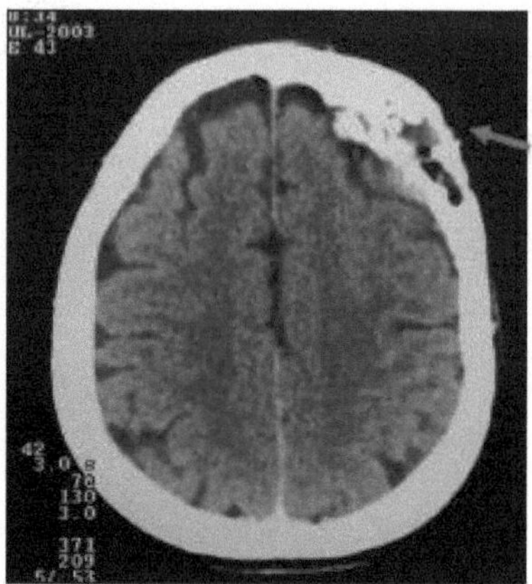

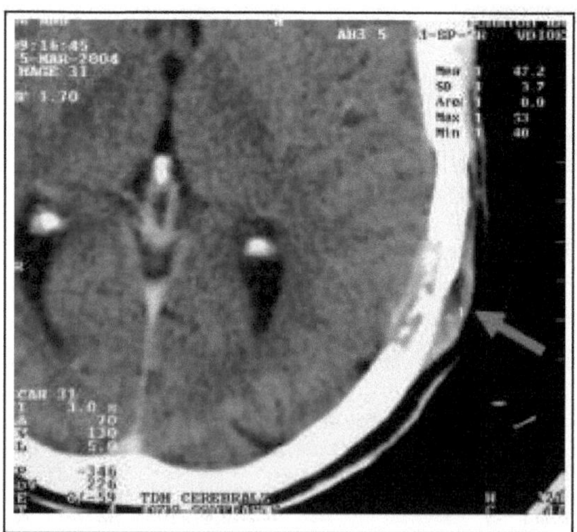

Figura 17(Observação 4): Metástases ósseas de carcinoma da tiroide: TC cerebral em cortes axiais em janela óssea (a) e janela parenquimatosa (b): lesão óssea agressiva fronto-parietal, extravasando e destruindo a diploea e as mesas externa e interna, com discreta extensão endocraniana pericerebral sem invasão parenquimatosa.

Figura 18(Observação 4): Metástases ósseas de carcinoma brônquico. TAC CEREBRAL: corte axial em janela parenquimatosa: presença no parietal posterior esquerdo de lise óssea da abóbada envolvendo a mesa interna completamente lisada e uma mesa externa com aspeto mordiscado.

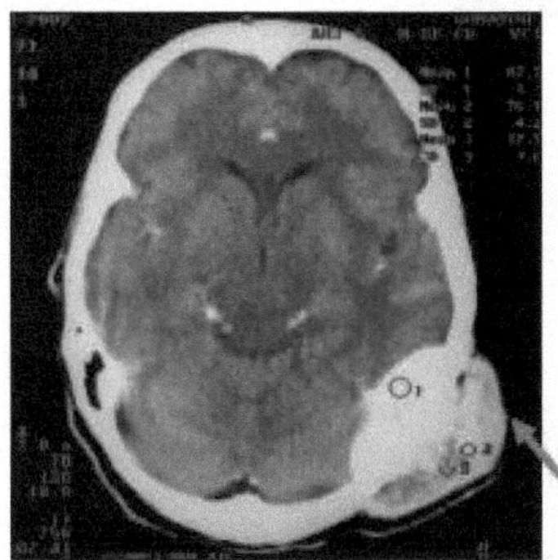
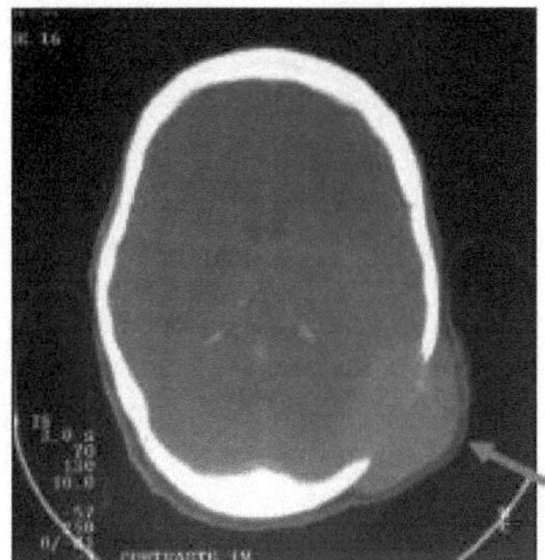

Figura 19(Obs.6): Metástases ósseas de carcinoma da tiroide: TC CEREBRAL: Processo tumoral craniano occipital esquerdo, com extensão intracraniana, associado a lise óssea oposta, absorvendo maciçamente o meio de contraste.

a)   b)

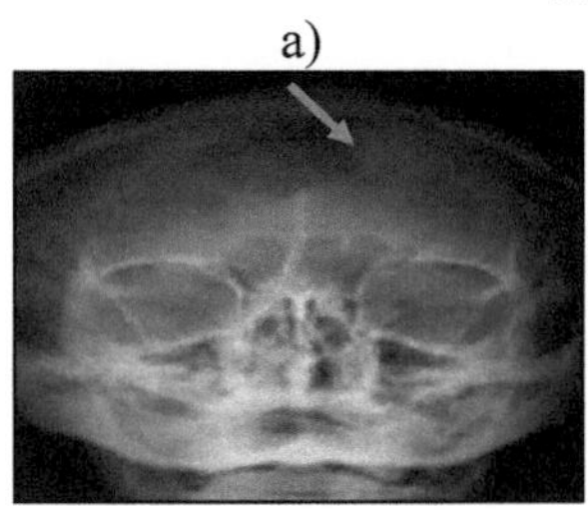
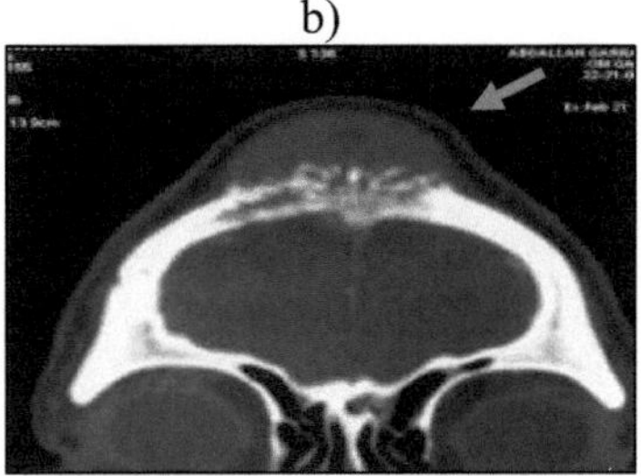

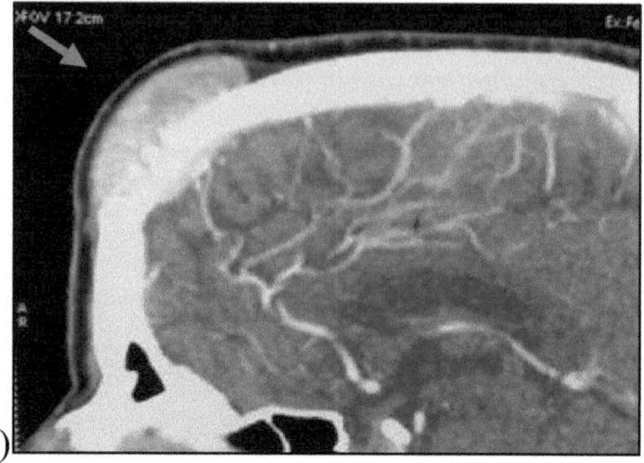

Figura 20. Obs :13. a) Radiografia do crânio mostrando uma lesão lítica frontal b) Secção coronal de TC do cérebro mostrando uma lesão osteolítica com destruição do córtex interno c) Secção de reconstrução sagital mostrando infiltração do seio sagital superior

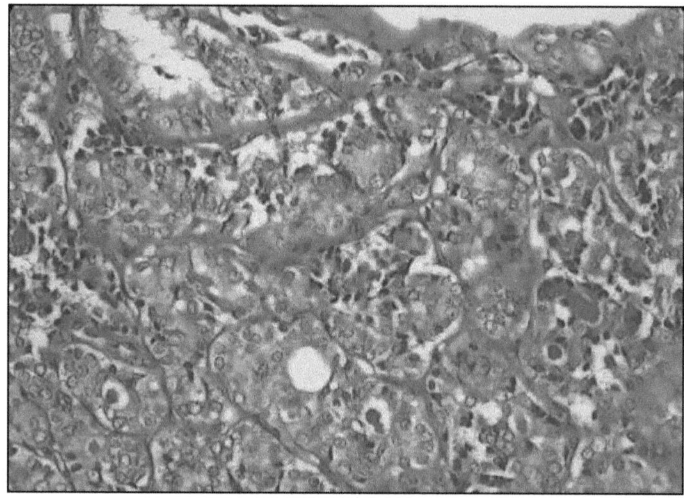

Figura 21(Obs. 3): Metástases ósseas da tiroide. Em maior ampliação, as vesículas são revestidas por um revestimento tumoral com lumina, por vezes contendo material coloidal (hematoxilina e eosina em grande ampliação).

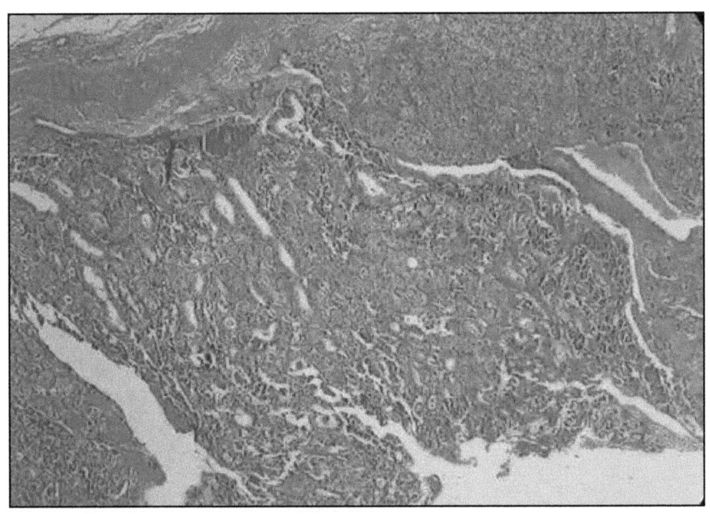

Figura 22(Obs. 3): Metástases ósseas da tiroide. Vista lateral, tumor vesicular (hemateína e eosina de baixa ampliação).

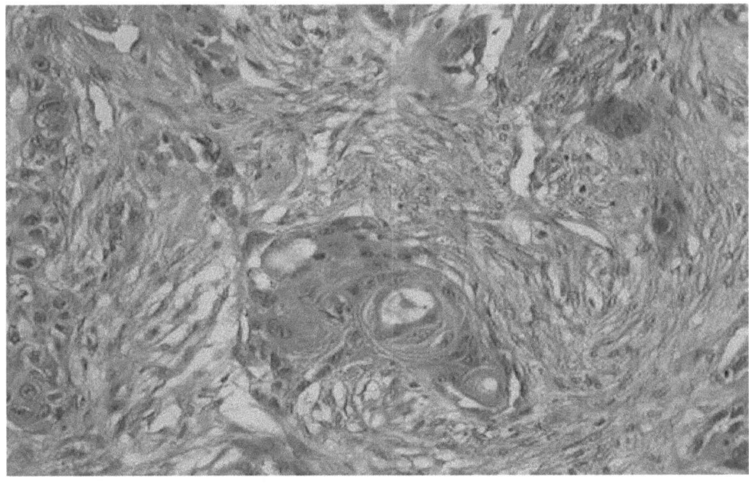

Figura 23(Observação 4): Metástases ósseas de carcinoma brônquico de células escamosas. Proliferação de tumores escamosos dispostos em invólucros à volta de um foco de disceratose (hematoxilina e eosina, grande ampliação).

Relato de caso 9: Remoção cirúrgica de uma lesão frontal do arco

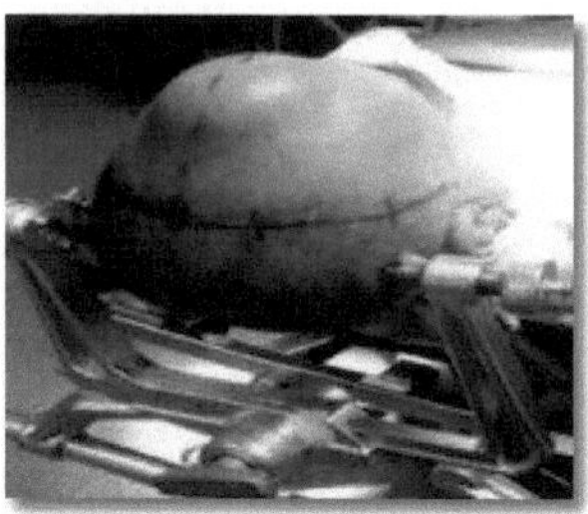

Figura 24 Posicionamento do paciente

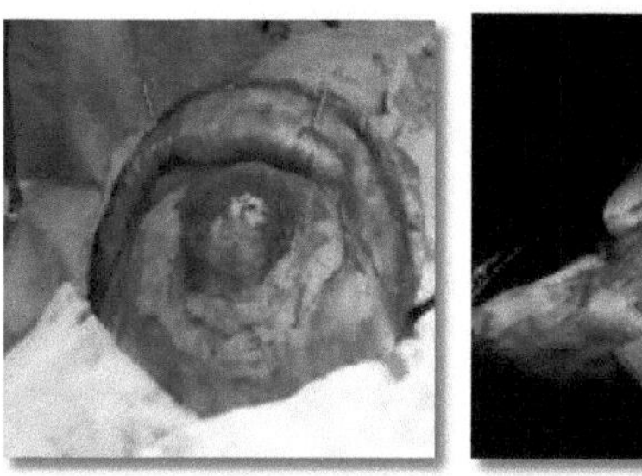 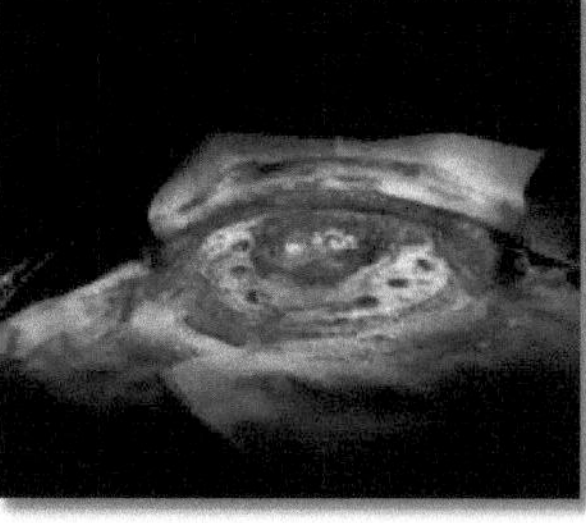

Figura 25 a) Lesão carnosa vermelho-escura aderente ao plano profundo b) Retalho ósseo realizado com furos

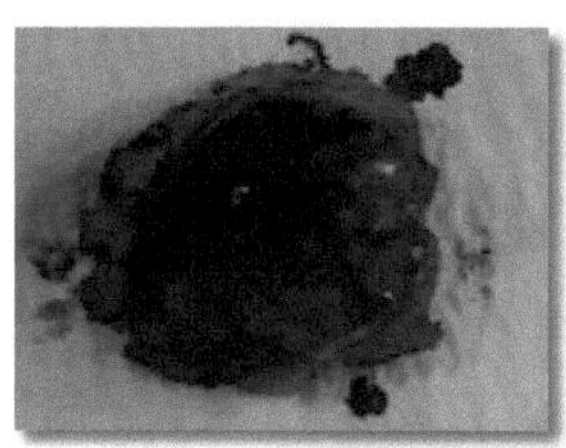 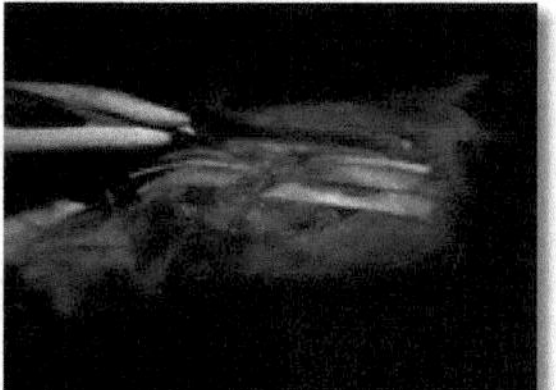

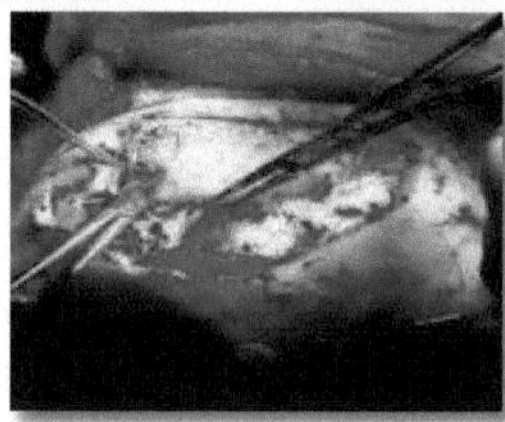

Figura 26 Excisão em bloco da lesão e ligadura do SSS

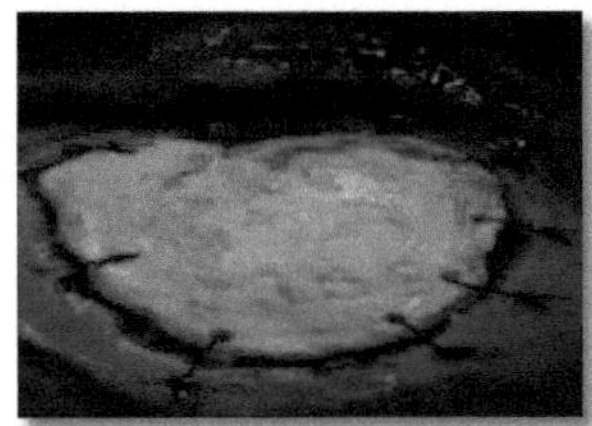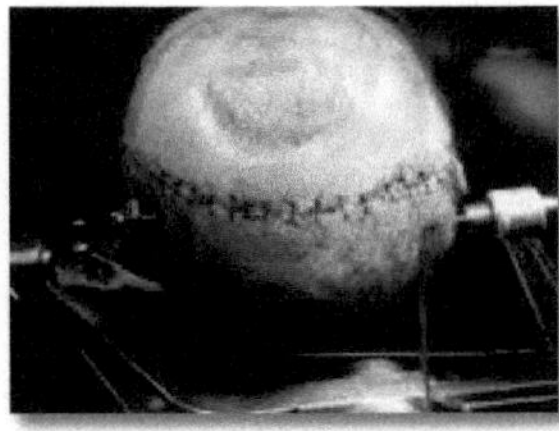

Figura 27Cranioplastia e encerramento da pele

DISCUSSÃO

I. Tumores primários

A. Tumores benignos

1. Quisto de células escamosas

Permanece assintomática durante muito tempo porque se desenvolve muito lentamente. As perturbações neurológicas são excepcionais, embora alguns locais frontais possam apresentar exoftalmia. O inchaço é geralmente pequeno e firme.[1,2,3].

Na nossa série, um doente com um quisto epidermoide apresentou um inchaço frontal localizado isolado.

1.1 Epidemiologia

> Frequência :

Anteriormente conhecidos como tumores em pérola ou colesteatomas

Descrito pela primeira vez por CRUVEILHIER em 1829, representa menos de 1% de todos os tumores intracranianos.[1,2].

A sua localização na abóbada do crânio é responsável por 25% de todos os quistos epidermóides.[4].

> Localização:

Na abóbada craniana, localiza-se principalmente nos ossos frontais e parietais, particularmente perto da sutura coronal, embora possa ser encontrado em qualquer localização. [5,6].

> Rácio idade/sexo :

Afecta normalmente adultos entre os 20 e os 60 anos, mas pode ocorrer em qualquer idade, desde os 7 meses até aos 87 anos.[7].

1.2 Radiologia

➢ Radiografia normalizada :

Apresenta uma única lacuna arredondada com bordos nítidos rodeada de esclerose marginal localizada perto de uma sutura. Em mais de 50% dos casos, localiza-se na região fronto-parietal, perto da sutura coronal. O quisto epidermoide é mais lateral do que o quisto dermoide. O tamanho da lacuna é variável, geralmente entre 0,5 e 3 cm, por vezes mais, até 15 cm, responsável por uma imagem de sopro que afecta preferencialmente a mesa externa.

➢ CT :

O quisto epidermoide é fluido.

Após a injeção, não há contraste do conteúdo do quisto.

➢ RESSONÂNCIA MAGNÉTICA :

O cisto epidermoide apresenta, na maioria das vezes, um sinal muito próximo ao do líquido cefalorraquidiano nas diferentes ponderações, às vezes com trabéculas lineares de hipossinal, às vezes concêntricas. O sinal nem sempre é estritamente fluido e depende da sua composição química. O contraste periférico é habitual nos quistos epidermóides e ausente nos quistos dermóides.[8,9].

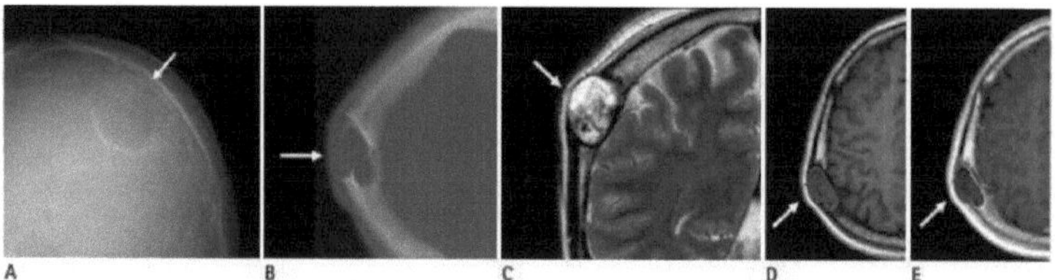

***Figura 28 Cisto epidermoide na radiografia e na TAC em corte axial: lacuna
osteolítica circunscrita rodeada de esclerose marginal (A-B) na RM em corte
coronal T2***

***Aspeto heterogéneo(C) aspeto hipointenso em T1 sem injeção(D) contraste T1
ligeiro (E)[10]***

1.3 Histologia

Anteriormente conhecido como "tumor em pérola" ou colesteatoma, o
quisto epidermoide é um tumor benigno de origem embrionária, resultante
de um distúrbio da organogénese. O quisto epidermoide pode ser primitivo
devido à inclusão de detritos embrionários ectodérmicos durante o
desenvolvimento de blocos ósseos, ou secundário a uma inclusão
traumática da epiderme.[3,7,11,12,13].

➢ Macroscopia :

O tumor tem um aspeto nacarado, dando origem ao "tumor em pérola" de
CRUVEILHIER; existe uma reação peri-cística que dá origem a um
granuloma inflamatório.

➢ Microscopia :

É um tumor constituído por epitélio escamoso, escamoso, bem
diferenciado, estratificado, queratinizado, com esfoliação interna, com
aglomerados de células queratinizadas dessecadas, dispostas em estratos
concêntricos em três camadas:

48

- Conjuntivo.

- Epitelial estratificado.

- Escamoso celular.

A colesterina está frequentemente presente no centro e podem ser observados grânulos de querato-hialina.

> Imunohistoquímica :

O epitélio de superfície do quisto epidermoide é imunorreativo à citoqueratina e ao antigénio da membrana epitelial.

A degeneração maligna em carcinoma de células escamosas é muito rara [14]Yanai et al. em [13,15,16]listaram 13, incluindo 3 na abóbada craniana, na literatura. De acordo com este autor, esta degenerescência deve-se a múltiplas operações, uma vez que nestes 3 casos a degenerescência maligna desenvolveu-se nas recorrências.

1.4. Tratamento

No caso dos quistos epidermóides, a operação remove o quisto e evita a sua recorrência. A cápsula do tumor, que forma a parte germinal do quisto, deve ser removida. Esta cura radical só é geralmente possível na variedade que não adere à dura-máter, sendo o problema completamente diferente no caso de extensão intracraniana.[11,12,17]. É de salientar que, para alguns autores, qualquer descoberta de um quisto epidermoide deve resultar na remoção cirúrgica, a fim de evitar quaisquer complicações subsequentes [18].

2) Osteoma

Os osteomas são geralmente assintomáticos e são descobertos por acaso. Quando presentes, o inchaço é localizado e tem a mesma consistência que o osso vizinho. As formas sinusais gigantes destroem as paredes do seio e são responsáveis por complicações como exoftalmia, atrofia ótica, pneumatocele e meningite. As localizações múltiplas são raras e podem fazer parte da síndrome de Gardner: uma condição hereditária autossómica dominante que associa osteomas cranianos com polipose rectocólica, adenoma gástrico, hipertrofia congénita do epitélio pigmentado da retina e um quisto cutâneo.[19,20,21].

2.1. Epidemiologia

> Frequência :

Segundo o VIRCHOW, representa 20% dos tumores primários da abóbada craniana.

De acordo com DANDY, estes são de longe os tumores indígenas mais comuns do crânio. Na nossa série, foram encontrados osteomas em 4 observações, ou seja, 30% dos tumores primários na nossa série e 20% de todas as lesões.[19,10].

Os osteomas têm um crescimento muito lento e normalmente demoram muito tempo a desenvolver-se. Na nossa série, o tempo médio para o diagnóstico foi de 6 anos.

A maioria dos osteomas permanece assintomática e é descoberta num exame radiológico. No entanto, podem ser revelados por inchaço ou dores de cabeça aliviadas pelo ácido acetilsalicílico [9, 10]. Epistaxes e complicações oftalmológicas (ptose, diplopia, etc.) também foram relatadas [9].

Na nossa série, o sinal de apresentação comum foi a tumefação, associada a cefaleias em 3 casos.

Os osteomas são geralmente tumores pequenos, não excedendo 3 cm no eixo longo (11), embora Kenneth et al tenham relatado um caso de um osteoma gigante que media 17,5 x 13,2 x 5 cm (11).

Na nossa série, o tamanho dos osteomas variou de 2 a 4 cm.

> Localização:

Os osteomas ocorrem quase exclusivamente na região craniofacial, raramente nos ossos longos.

Os osteomas localizam-se principalmente nas regiões frontal e parietal, mais raramente nas regiões temporal e occipital. Num estudo que incluiu 18 doentes, William et al referiram o envolvimento do osso parietal como o mais predominante [12].

Na nossa série, o osso parietal foi envolvido em 4 casos (44,4%), seguido do osso frontal em 3 casos.

Na abóbada craniana, desenvolve-se mais frequentemente a partir da mesa externa (exostose); os osteomas que se desenvolvem a partir da mesa interna (enostose) são excecionalmente sintomáticos.[19,10,22].

> Relação idade/sexo :

èmeèmeOs osteomas podem ser observados em qualquer idade, mas, de acordo com Chagnon et al, são descobertos maioritariamente durante as 4 - 5 décadas.[23],[24]. A maioria dos autores refere uma preponderância do sexo masculino, com um rácio entre os sexos que varia entre 1,5 e 3,1 [4].

2.2. Radiologia

Dependendo da localização em relação às diferentes camadas da abóbada do crânio e da direção da extensão, podem distinguir-se três formas:

-exostose

-Osteoma intradiplóide

- enostose

2.2.1 Exostose

Esta é a mais comum e pode ser desenvolvida exclusivamente à custa da tabela externa.

➢ Radiografia normalizada :

É suficiente para o diagnóstico e mostra uma hiperostose homogénea de alta densidade, que pode ser extensa com uma base de implantação larga de 3 a 4 cm e de baixa espessura, ou pediculada com implantação curta.[25].

➢ CT :

Mostra se a diploe está ou não envolvida e se o quadro interno permanece normal ou apenas ligeiramente condensado.

O aspeto radiológico pode ser menos típico quando o osteoma é recente, caso em que a hiperostose é menos homogénea e contém algumas cavidades esponjosas. Se o pedículo do implante ainda estiver fibroso, o osteoma pode aparecer falsamente independente da mesa óssea.[9].

2.2.2. Osteoma intradiplóide

É muito raro e aparece na radiografia padrão como uma hiperdensidade arredondada, homogénea e bem limitada, sem envolvimento das tabelas ósseas.

2.2.3. Enostose

É raro e, sobretudo, difícil de diferenciar dos meningiomas e de qualquer hematoma calcificado antigo.

> Radiografia normalizada :

O osteoma desenvolve-se a partir da mesa medial e passa intracranialmente. O contorno nítido, a densidade homogénea e a delimitação abrupta com o osso normal são critérios a favor do osteoma. Não existem espículas ou bandas radiolucentes entre a abóbada e a massa. Nestas três formas de osteoma da abóbada, as suturas são sempre respeitadas e a vascularização intra e extracraniana permanece normal.

> CT :

especifica o envolvimento dos quadros ósseos, o aspeto homogéneo da massa e a repressão do tecido cerebral[26,27].

> RESSONÂNCIA MAGNÉTICA :

O osteoma é homogéneo e hipointenso em T1 e T2, sem realce após injeção intravenosa de gadolínio.

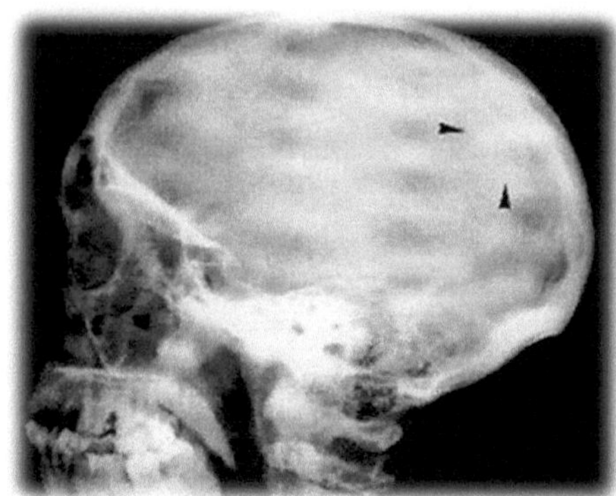

Figura 29Osteoma: Radiografia do crânio em perfil mostrando uma massa radiopaca circunscrita no osso parietal esquerdo.[24].

2.3 Histologia

A etiopatogénese é ainda desconhecida, mas foram avançadas três teorias:

L origem embriológica:

Proposta por Cohn Heim, esta teoria sugere que os osteomas se desenvolvem a partir de restos embrionários residuais na junção etmoidal [4].

L de origem traumática:

Defendida por Gerber, esta teoria considera que os traumatismos, nomeadamente durante o desenvolvimento, estão envolvidos na génese dos osteomas [4].

L de origem infecciosa:

De acordo com esta teoria, os osteomas poderiam ter-se desenvolvido em áreas de hipertrofia secundárias a infecções ósseas crónicas [4].

Alguns autores sugerem ainda o papel de anomalias no desenvolvimento ósseo, neoplasias, lesões reactivadas por traumatismo, tração muscular [6] ou displasia fibrosa ossificada [7].

Os osteomas da abóbada do crânio são muito densos, bem limitados e não atravessam as suturas [3].

Na nossa série, 2 doentes foram submetidos apenas a radiografia craniana, 5 beneficiaram de uma tomografia computorizada e 2 doentes realizaram ambos os exames radiológicos em conjunto.

Nas crianças, o diagnóstico diferencial deve envolver principalmente a displasia fibrosa (uma lesão menos densa e menos bem delimitada, mais frequentemente encontrada nos ossos esfenoide e etmoide).

 Nos adultos, o osteossarcoma periosteal deve ser considerado devido à sua gravidade (contornos menos nítidos, lesão menos densa e menos homogénea) [9, 15, 16, 17].

É um tumor benigno secundário ao desenvolvimento de osso denso, mas normal, a partir do periósteo e corresponde a um exagero da formação óssea intra-membranosa, sendo constituído por tecido ósseo lamelar, por vezes com áreas de osso trabecular, não existindo uma capa cartilaginosa na sua periferia. [23].

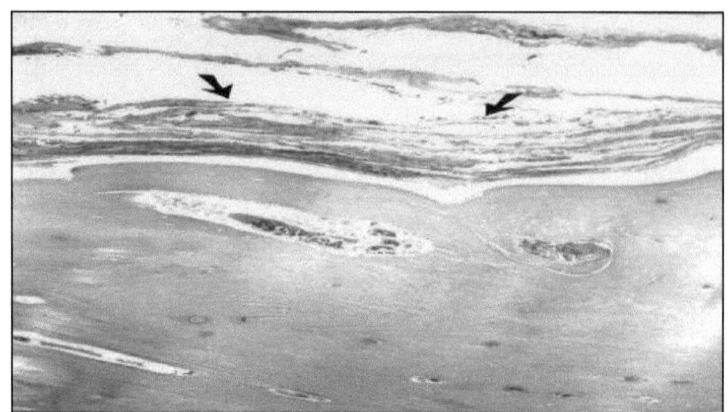

Figura 30Aspeto microscópico do osteoma craniano: formado por osso lamelar maduro rodeado por uma membrana fibrosa (dura-máter).[28]

2.4. Tratamento

O diagnóstico de certeza será confirmado por um exame anatomopatológico.

O tratamento é frequentemente cirúrgico. No caso dos osteomas simples, o tratamento baseia-se na ressecção em bloco ou na curetagem do tumor [11,18].

A abstenção, com controlo radiológico anual, é o tratamento de eleição para osteomas estritamente frontais, maxilares ou etmoidais, pequenos, assintomáticos e não prejudiciais do ponto de vista estético [18], ou em doentes idosos [11].

A escolha da abordagem cirúrgica deve ter em conta a localização e a extensão do osteoma e as possíveis complicações [18].

Mugliston et al sugerem que as mesmas precauções propostas para os tumores malignos nas mesmas localizações devem ser aplicadas ao tratamento cirúrgico dos osteomas (19, 20):

- Avaliação da doença intracraniana

- Proteger o cérebro

- Evitar fugas de líquido cefalorraquidiano

- Hemostase correta

A exérese deve ser completa, com destruição do pedículo tumoral. Pode ser realizada em bloco único ou por fragmentação do tumor. A concha externa deve ser removida e o defeito preenchido por cranioplastia [18].

De acordo com alguns autores, a recorrência após ressecção incompleta pode ocorrer em até 10% dos casos [21].

Não se registaram casos de degenerescência, mas Chagnon et al (9) relataram complicações locais pós-operatórias.

Na nossa série, todos os nossos doentes foram submetidos a uma excisão cirúrgica completa e a uma cranioplastia.

3. Hemangioma ósseo

É uma lesão rara que representa menos de 1% de todos os tumores ósseos [32]. O hemangioma ósseo é uma entidade rara que, excecionalmente, faz parte da angiomatose difusa.

Identificado por VIRKOW em 1864, o hemangioma ósseo é um tumor benigno do grupo dos hamartomas.[29].

A massa óssea é dura, palpável, solitária e de crescimento lento, com pele circundante normal. Em certas localizações no osso petroso, podem ser observados sintomas semelhantes aos do colesteatoma, bem como o envolvimento dos VII e VIII nervos cranianos.

Outra localização invulgar é a órbita, que pode levar a ptose, estrabismo ou diplopia. A hemorragia é rara[30,31].

É mais frequentemente descoberta por acaso durante um exame de raios X e, mais raramente, clinicamente após o aparecimento de uma tumefação dura e indolor coberta por pele saudável aderente à superfície profunda [34].

Nos nossos doentes, 3 casos foram revelados por tumefação e apenas um caso foi descoberto incidentalmente durante um exame radiológico.

Numa revisão da literatura efectuada por Heckel et al (1975-2000), os hemangiomas cranianos afectaram principalmente os ossos frontal e temporal [33]. Na nossa série, 2 casos estavam localizados no osso parietal, um no osso frontal e um no osso parieto-occipital.

Geralmente, não há sinais neurológicos associados, uma vez que o tumor cresce muito gradualmente sem entrar em contacto com o parênquima cerebral (posição intra diploide) [34].

No entanto, pode ser acompanhada por cefaleias e, dependendo da localização nos ossos do crânio, exoftalmia no caso de localizações no osso orbital, ou sinais auditivos no caso de localizações no canal auditivo externo [34].

3.1 Epidemiologia

> Frequência :

Ainda conhecido como angioma diploide, o primeiro hemangioma do crânio foi relatado na literatura por TOYBEE em 1845.

A sua incidência é de cerca de 0,7 a 1% de todos os tumores ósseos, mas este valor está subestimado, como mostra a frequência de descobertas fortuitas.[32,33].

O crânio é afetado a seguir à coluna vertebral, sendo responsável por cerca de 10% de todos os tumores benignos da abóbada craniana.[34,35]. Foram encontrados hemangiomas em dois casos, ou seja, 10% dos casos da nossa série.

Os hemangiomas cavernosos ósseos cranianos são ainda mais raros, representando 0,2% dos tumores benignos do crânio [33, 34]. O primeiro caso foi descrito por Toynbee em 1845 [33].

Numa revisão da literatura de 1845 a 1981, Barnes descreveu 123 casos de hemangiomas dos ossos do crânio [33]. Em outra revisão, Stephan et al apresentaram 103 casos semelhantes coletados ao longo de 25 anos (1975 a 2000) [33].

Na nossa série, registaram-se 4 casos de hemangiomas, representando 17,4% de todos os tumores ósseos e 26,7% dos tumores ósseos benignos.

➢ Localização:

A abóbada do crânio, juntamente com os corpos vertebrais e as costelas, representa as principais localizações.

No crânio, pode ocorrer em qualquer região, mas principalmente nos ossos frontal e parietal, e menos frequentemente nos ossos occipital, temporal e petroso.[33]

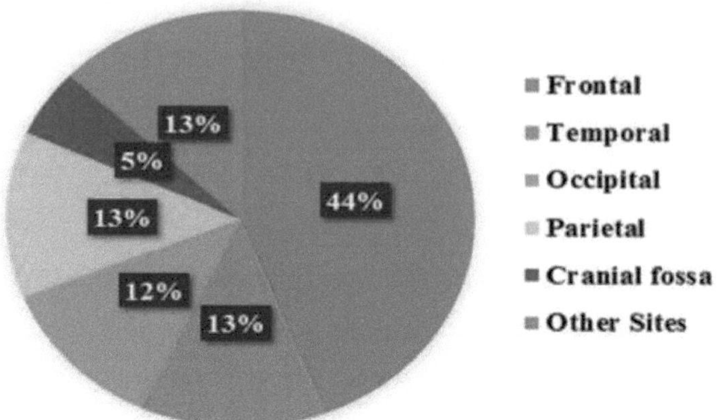

Figura 31Localização dos hemangiomas intra-ósseos [36].

> Relação idade/sexo :

[ème]Foi descoberta em adultos nas últimas 4-5 décadas, com uma clara predominância de mulheres e um rácio de sexo de 1 homem para 3 mulheres.[33].

Este tumor afecta principalmente mulheres e quase sempre adultos jovens [34]. Ocorre mais frequentemente entre os 30 e os 60 anos de idade, com extremos relatados na literatura que variam entre 1 mês e 77 anos [32].

Na nossa série, não houve predominância de género e a idade média dos doentes foi de 25,5 anos, com extremos que variaram entre os 4 meses e os 40 anos.

A maioria dos hemangiomas cranianos descritos tem uma única localização [34], embora existam casos de múltiplas localizações [34].

[ème]Em 2003, Erdogan et al descreveram um caso de localização óssea múltipla de angiomas cavernosos envolvendo a abóbada craniana e a 9 costela. Magnies et al descreveram um caso de hemangiomas múltiplos envolvendo a abóbada craniana e o fígado [34].

3.2. Radiologia

Na imagiologia, as radiografias padrão mostram mais frequentemente uma lesão osteolítica com bordos afiados, intradiplóide, com um aspeto de grelha, também conhecido como "favo de mel" [34].

A TAC cerebral mostra uma lesão lítica, limitada, intradiploiquebial na janela óssea, por vezes com erosão das mesas interna e/ou externa [34].

É utilizado para estudar a localização do hemangioma e a sua relação com as estruturas adjacentes [34].

Todos os nossos quatro pacientes foram submetidos a tomografia computadorizada, que mostrou lesões intradiploides, com extensão para as mesas interna e externa em dois casos.

A RM mostra normalmente uma lesão isointensa em T1 e uma lesão isiperintensa em T2, com realce após injeção de gadolínio [34].

O aspeto classicamente heterogéneo do tumor está relacionado com a presença de hemossiderina, meta-hemoglobina, oxi-hemoglobina e desoxi-hemoglobina secundárias à hemorragia intra-tumoral [34].

No entanto, o aspeto radiológico nem sempre é específico e existem muitos diagnósticos diferenciais, tais como osteossarcoma, condrossarcoma, metástases, mieloma múltiplo, meningioma, osteoma, doença de Paget, colesteatoma, hiperparatiroidismo, granuloma eosinofílico e quisto epidermoide [34].

> ➢ Radiografia normalizada :

Apresenta uma lacuna única, arredondada, de 1 a 7 cm de diâmetro, com limites nítidos, sem condensação periférica ou com esclerose marginal muito fina. Esta massa, que começa por ser diploide, eleva e depois corrói a mesa externa, enquanto a mesa interna permanece conservada durante muito tempo. Geralmente, não há alterações nos vasos diplóides vizinhos.

Os aspectos sugestivos de um hemangioma ósseo são :

-uma praia heterogénea, constituída por baías que formam uma imagem areolar em "migalhas".

-As espículas ósseas no interior da lacuna e os bordos condensados e irregulares dão um aspeto de "favo de mel" ou de "explosão solar".

A radiografia simples é a técnica mais utilizada, especialmente para detetar a localização exacta da lesão.

> CT :

Especifica a localização diploide da lesão, o seu efeito nos quadros interno e externo e o aspeto das margens, que são geralmente não escleróticas. A lesão aparece homogénea com realce após a injeção de PDC.[27,37,38].

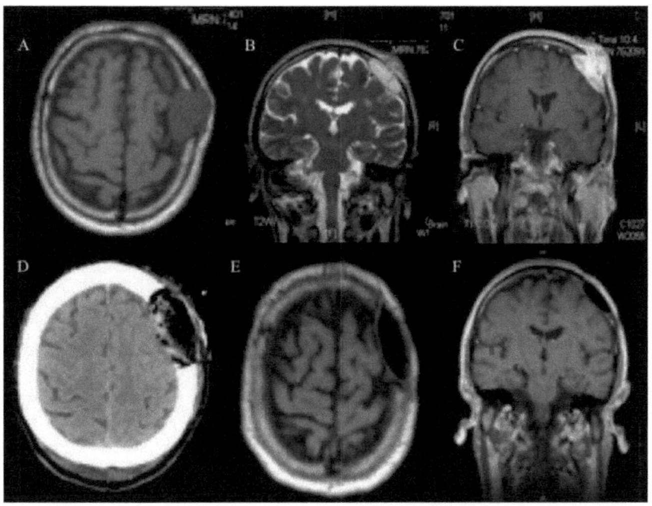

Figura 32 (A-C) Ressonância magnética cerebral pré-operatória revela uma grande lesão extra-axial no osso frontal esquerdo com infiltração intradural, predominantemente densamente ponderada em T1 no plano axial (A), hiperintensa em T2 no plano coronal (B) e após injeção de gadolínio (C). (D) A TAC cerebral pós-operatória mostra o desaparecimento do efeito de massa (E, F).

A RM axial e coronal T1 ponderada com gadolínio não mostrou recidiva.[39].

➤ RESSONÂNCIA MAGNÉTICA :

Mostra um tumor intraósseo que é simultaneamente isointenso e hiperintenso no sinal T1, devido à existência de finas trabéculas calcificadas, e hiperintenso no sinal T2, que se realça intensamente após a injeção de gadolínio, devido ao pequeno tamanho dos canais vasculares e à ausência de um vazio de saída identificável que possa sugerir a natureza vascular destas lesões.

A RM é inferior à TC na deteção da destruição óssea e no estudo das margens corticais, enquanto a extensão intradiplóide e intracraniana e a invasão de estruturas vasculares e neurais são melhor detectadas pela RM. [38].

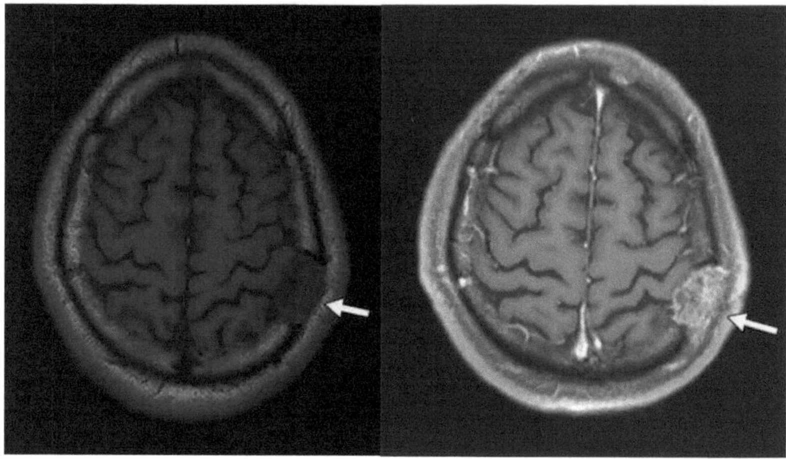

A B

Figura 33 A e B RM cerebral com corte axial T1 antes e depois da injeção de gadolínio, mostrando uma única lesão osteolítica no osso parietal esquerdo, que é isointensa em T1 (A) e que toma contraste após a injeção (B). [40].

> Angiografia :

Não se trata de um exame de rotina; mostra uma lesão hipervascular e as veias de drenagem podem estar dilatadas, mas com tamanho e contorno normais. Permite considerar a ressecção cirúrgica e os resultados angiográficos também ajudam a determinar a possibilidade de embolização pré-operatória para reduzir a perda de sangue intra-operatória no caso de um hemangioma hipervascular. O hemangioma é alimentado por ramos da artéria carótida externa.

Cintilografia óssea: pouco útil[35].

3.3 Histologia

O hemangioma intraósseo é uma lesão primária benigna do osso, caracterizada pela formação e aglomeração de vasos sanguíneos anormais [32].

Os hemangiomas podem resultar de uma má diferenciação dos vasos primordiais, dando origem a um leito capilar anormal.

> Macroscopia :

O tumor é carnudo (castanho ou vermelho), constituído por espaços quísticos, contendo trabéculas ósseas típicas, o que explica o aspeto radiológico em "favo de mel"; o tumor é vascularizado com envolvimento da mesa interna ou externa; pode observar-se extensão do tumor aos tecidos moles[19,39,41,42].

> Microscopia :

Os hemangiomas foram classificados :

Capilares: são massas aumentadas de ductos sinusoidais cheios de sangue que expõem e deslocam o tecido normal. As trabéculas ósseas observadas nestes tumores são o resultado da remodelação osteoclástica e do reforço osteoblástico, em resposta ao conflito criado pelo tumor.

Venosas: contêm uma mistura de canais venosos de paredes espessas, capilares e arteríolas ou grandes vasos de alimentação revestidos por células endoteliais.

-Cavernoso: constituído por grandes vasos e seios entrelaçados, inseridos numa matriz conjuntiva.

A histologia cavernosa é predominante nos hemangiomas cranianos.

Numa revisão efectuada por PAILLAS et al, foram descritas algumas formas atípicas raras (lacunar, pseudomeningiomatosa, hiperostótica). [31,41,43].

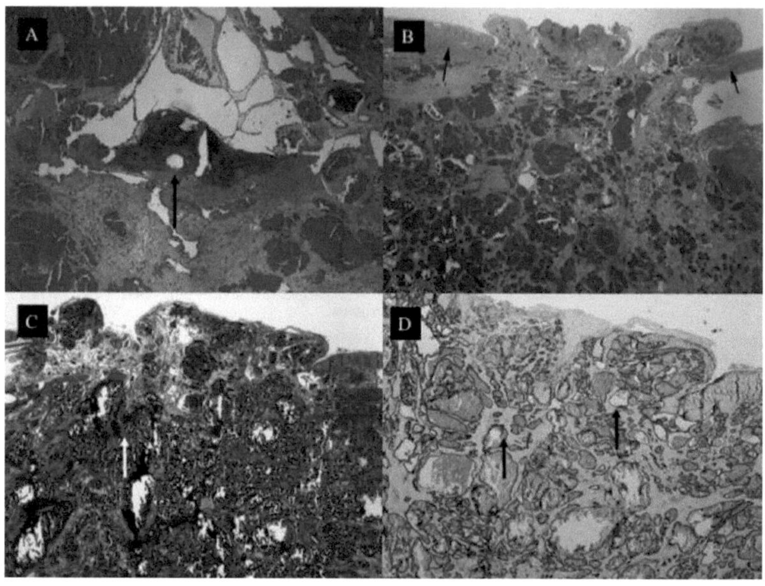

Figura 34(A) Hemangioma cavernoso: proliferação de pequenos vasos com dilatação do lúmen. H&E × 100 (B) vasos infiltram a dura-máter. H&E* × 100 (C) vasos separados por tecido conjuntivo. Picro Mallory ×100. (D) A imuno-histoquímica com CD34 mostra os limites dos vasos malformados.×100.*H&E: hematoxilina e eosina .*[33].

O diagnóstico só pode ser confirmado por estudo histológico (Fig. 34), que mostra vasos muito dilatados com componente venoso, de paredes finas, rodeados por tecido conjuntivo fibroso [34]. O aspeto histológico de um hemangioma cavernoso é idêntico independentemente do local onde se desenvolve (intra ou extra-ósseo) [34].

O diagnóstico de hemangioma foi confirmado nos nossos doentes por exame anatomopatológico.

A evolução natural do tumor é muito lenta, ao longo de vários meses ou mesmo anos.

Na nossa série, o tempo de consulta variou entre 3 meses e 4 anos.

O tratamento de escolha é a ressecção em bloco do tumor combinada com cranioplastia.

A radioterapia é uma alternativa que permite travar a progressão do tumor sem reduzir o seu tamanho, sendo por isso reservada aos tumores inoperáveis.

A curetagem por si só expõe a doente ao risco de recidiva local.

Por último, a embolização pré-operatória pode ajudar a evitar hemorragias abundantes no caso de tumores de grandes dimensões.

Os cuidados pós-operatórios são frequentemente simples e não foram registados casos de recorrência no local da cirurgia [34].

Na nossa série, todos os doentes foram submetidos a uma ressecção completa da lesão, com um tratamento pós-operatório simples e um resultado favorável.

4. Histiocitose X

4.1 Epidemiologia

> Frequência :

Foi descrito pela primeira vez por Jaffe e Lichtenstein em 1944; o granuloma eosinofílico, juntamente com a doença de Hand Schüller Christian e a doença de Letterer-Siwe, forma o grupo da histiocitose X.

É raro, correspondendo a 7,5% das lesões benignas com um aspeto tumoral.

É responsável por 60% dos casos de histiocitose X [44,45].

> Localização:

Pode ocorrer em todos os ossos, mas metade dos casos ocorre nos ossos chatos: o crânio, a pélvis e as costelas.[46].

> Relação idade/sexo :

Afecta quase exclusivamente crianças e jovens adultos.

90% dos doentes tinham idades compreendidas entre os 5 e os 15 anos, com uma ligeira predominância do sexo masculino[47,48].

4.2 Radiologia

> RADIOGRAFIA NORMALIZADA :

O granuloma assume tipicamente a forma de uma lacuna arredondada ou oval, com limites mais ou menos claros, dependendo da fase da doença, e variando em tamanho de alguns mm a alguns cm. A confluência de vários locais é responsável por um aspeto de "mapa geográfico". É intra-diploico e destrói secundariamente a mesa externa ou ambas as mesas externa e interna. O envolvimento não simétrico de ambas as tabelas é responsável por uma aparência biselada ou de duplo contorno. [47,44,46,49].

> CT :

Revela uma lacuna com bordos biselados ou um contorno duplo, com um centro ligeiramente hiperdenso em relação à massa cinzenta. A TAC mostra também a massa de tecidos moles. Após a injeção do meio de contraste, a zona central e a periferia apresentam um aumento do contraste, reflectindo a hipervascularização do tecido de granulação, enquanto o resto da lesão permanece hipodensa. A TC é particularmente vantajosa para as formas atípicas e permite um melhor estudo das tabelas ósseas do que as radiofotografias.[9,47,50].

➢ RESSONÂNCIA MAGNÉTICA :

A lacuna histiocítica é isossinal em T1 e heterogénea na ponderação em T2. Após a injeção, a captação de gadolínio é mais marcada na periferia do que no centro do granuloma. [8,47,51].

4.3. Histologia

Juntamente com a doença "CHRISTIAN HAND SCHULLER" e a doença "SIWE LETTERER", forma o grupo da histiocitose das células de Langerhans ou histiocitose X. Atualmente, cada doença é designada pela sua extensão, pelo que falamos respetivamente de histiocitose celular de tipo unifocal, multifocal ou disseminada.

A patogénese é desconhecida, mas considera-se geralmente que é inflamatória e não relacionada com um tumor.

As células principais apresentam aspectos imunohistoquímicos e ultra-estruturais das células de Langerhans[45,47,52,53].

➢ MACROSCOPIA :

A lesão consiste numa infiltração mista de células de Langerhans, células inflamatórias crónicas incluindo plasmócitos e agregados focais de eosinófilos.

A presença de células inflamatórias no citoplasma dos histiócitos é geralmente [47,48].

➢ IMUNOHISTOQUÍMICA :

As células de Langerhans são claramente positivas para a proteína S100, vimentina e certos marcadores de histiócitos, como o CD1a[48].

> ULTRA-ESTRUTURA :

a membrana nuclear é multilobulada, o aspeto é o de uma imagem pentalaminar com estrias cruzadas e uma dilatação significativa que dá um aspeto de "raquete de ténis".[48].

4.4.Tratamento

O tratamento é, numa primeira fase, cirúrgico.

Por vezes, é necessário efetuar uma embolização antes da cirurgia, sobretudo no caso de invasão do seio longitudinal superior, como acontece frequentemente com os tumores de células gigantes. Isto reduz a hemorragia intra-operatória. A cirurgia é então efectuada através da via transarterial.[54,56,57,59].

Não existe consenso sobre o tratamento da HL em adultos e deve ser efectuado um estudo alargado.

As indicações de tratamento dependem, por um lado, da atividade da doença, por outro lado, da presença de locais de risco (órgãos de risco, locais ósseos específicos) e, por último, da possibilidade de tratamento local.

No caso de envolvimento ósseo, é possível a regressão espontânea. Pode também ser induzida por uma curetagem ou mesmo por uma simples biopsia. Em caso de dor, os AINE são muitas vezes claramente eficazes e podem ajudar a lesão a regredir. A reconstrução óssea é lenta e raramente visível antes dos 6 meses. Uma ressecção extensa comporta um risco de perda permanente de substância óssea e deve ser evitada. Podem ser sugeridas injecções locais de corticosteróides (metilprednisolona, 40 a 160 mg). O envolvimento ósseo em risco constitui uma indicação para o tratamento sistémico baseado numa combinação de vinblastina e corticosteróides. Em formas agressivas raras, foi também registada uma terapêutica intensiva com vários medicamentos (MACOP-B, Special C).

No futuro, novas terapêuticas direcionadas para a via RAF-MEK-ERK, como o vemurafenib, poderão enriquecer o arsenal terapêutico. [62].

5. Meningioma intraósseo

✧ **O meningioma intraósseo:** ou "meningioma ectópico" é um tumor geralmente benigno que pode ser encontrado na pele, nos seios da face e nas fossas nasais, nas órbitas, no pescoço e na diploia dos ossos da abóbada craniana. No crânio, esta lesão está sempre localizada em contacto com uma sutura, geralmente coronal, ou com um local de fratura.[63,664].
O inchaço é firme e sensível, com infiltração dos tegumentos.
Na literatura, apenas alguns casos de meningiomas da abóbada craniana estão associados a hipertensão intracraniana, causada pelo espessamento intracraniano da abóbada craniana com ou sem edema perifocal associado [63,64,65].

5.1. Epidemiologia

➤ Frequência
Os meningiomas intra-ósseos são tumores raros que progridem lentamente.

Representam menos de 2% de todos os meningiomas[64].

➢ Localização

A localização mais frequentemente registada dos meningiomas é a região frontotemporal [65].

➢ Rácio idade/sexo

Foram registados dois picos de frequência na altura do diagnóstico, um na segunda década e outro entre a quinta e a sétima décadas.

Ambos os sexos são mais ou menos igualmente afectados [63].

5.2. Radiologia

➢ Radiografia normalizada :

Esta assume duas formas:

A forma hiperostótica com espessamento da arcada, por vezes com espículas, osso "sunburst".

A forma osteolítica ou erosiva com lise óssea, que pode ou não estar associada a sinais de reconstrução.

➢ CT :

- A forma hiperostótica: apresenta um aspeto atarracado e regularmente disposto das espículas, ao contrário do aspeto fino e anárquico de um tumor maligno.

- A forma osteolítica: não existem sinais particulares[27,,64].

➢ RESSONÂNCIA MAGNÉTICA :

A injeção intravenosa de gadolíneo permite uma melhor definição anatómica, com hipossinal marcado em T1 e T2, resultando em contraste no componente intraósseo e nos envelopes meníngeos opostos.

Todos os autores descrevem a superioridade da TC sobre a RM para a deteção de lesões e da extensão óssea do tumor.[64, 777]

A ressonância magnética combinada com a angiografia por ressonância magnética de fluxo lento pode ser utilizada para procurar a invasão de um seio dural.

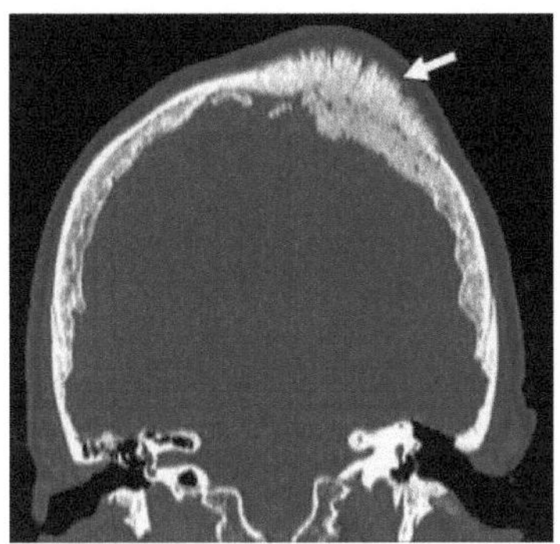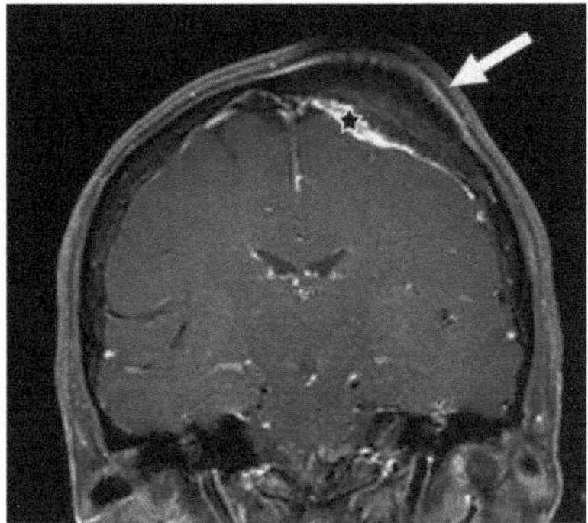

Figura 35Meningioma ósseo (A) TC cerebral - corte coronal mostra lesão hipostática do osso parietal esquerdo com especulação periférica. (B) - RMN - corte coronal T1 após injeção de gadolínio: contraste periférico com reação dural.
[40].

5.3. Histologia

A patogénese dos meningiomas da abóbada craniana é controversa, tendo sido propostas três teorias:

AZARKIA et al sugeriram que parte da dura-máter, contendo células aracnóides, fica presa na linha da sutura durante o desenvolvimento embrionário e, subsequentemente, dá origem a meningiomas intra-ósseos.[65].

A segunda hipótese é a de que a substância dural está encerrada nas linhas de fratura (se houver uma história de traumatismo).

A terceira hipótese foi proposta por SHUANGSHOTI et al., que afirmaram que as meninges são de origem mesenquimal, multipotenciais, podendo ser divididas em: tecidos fibroso, mucoide, adiposo, sinovial, cartilaginoso, ósseo, hematopoiético, vascular e reticuloendotelial. Os meningiomas são causados por precursores mesenquimais em resposta a um estímulo ainda não identificado.[63,664].

> Macroscopia :

A maioria dos meningiomas é macia, com uma superfície lisa e ligação dural.

> Microscopia :

As lesões fibrosas são firmes e resistentes na secção; são visíveis calcificações e ossificações.

O diagnóstico de certeza baseia-se no exame histológico. Trata-se geralmente de um tumor benigno do tipo meningoendotelial ou transicional, raramente fibroblástico, angiomatoso ou psamomatoso.[64].

Em 5 a 10% dos casos, o meningioma é maligno desde o início, quer seja sarcomatoso ou anaplásico.

5.4 Diagnóstico diferencial

Este é sobretudo o caso das formas osteolíticas com metástases, do osteossarcoma e das lacunas mielomatosas.

Nas formas hiperostóticas, o diagnóstico diferencial é o osteoma, a displasia fibrosa e a doença de Paget.

5.5. Tratamento

A ressecção cirúrgica só é recomendada quando são sintomáticos. Continua a ser o tratamento de eleição, combinado com a reconstrução do defeito ósseo.

Alguns autores recomendam a radioterapia convencional para meningiomas não operáveis ou recidivas, mas os resultados da radioterapia permanecem discutíveis.[57,66-69].

No caso dos meningiomas frontais intra-extracranianos, as tácticas operatórias adoptadas são padronizadas da seguinte forma [61,63,70]:

O paciente é posicionado em decúbito dorsal, com o apoio de cabeça de 3 pontos colocado o mais baixo possível para realizar um grande escalpe bicornelar, o que permitirá libertar o máximo possível do epicrânio invadido na zona sã; se tal não for possível, terá de ser cuidadosamente preservado aquando da realização do escalpe e do corte do retalho;os limites do retalho são facilmente identificados visualmente e por palpação da abóbada; efectua-se um grande número de perfurações à volta do tumor para criar uma trincheira óssea larga de osso saudável. A dura-máter é então cuidadosamente suspensa. O retalho ósseo é então levantado progressivamente com uma espátula e um dedo de todos os lados. A infiltração tumoral do meningioma intracraniano através da mesa interna do osso reduz o risco de hemorragia venosa que ocorreria se o seio venoso fosse permeável. O tempo intracraniano é idêntico, em todos os aspectos, ao de um meningioma para-sagital convencional. É mantido um penso de pressão no couro cabeludo durante vários dias seguidos para evitar derrames constantes de líquido cefalorraquidiano devido a problemas de reabsorção; são igualmente efectuadas punções lombares evacuadoras durante a primeira semana.

B. Tumores malignos

1. osteossarcoma

1.1 Epidemiologia

➢ Frequência :

Também conhecido como sarcoma osteogénico, o osteossarcoma é o segundo tumor ósseo maligno primário mais comum depois do mieloma, representando 40% de todos os casos.[71],[72].

Afecta frequentemente os ossos longos e apenas 2% afecta a abóbada craniana.[73].

JEFFERY et al. analisaram 1200 casos de osteossarcoma, dos quais 13 casos (1%) estavam localizados na abóbada craniana.[72,74].

Na nossa série, encontrámos este tumor apenas num caso.

➢ Localização:

O local preferido é a metáfise dos ossos longos perto do joelho[75].

Na abóbada craniana, o local principal é a convexidade posterior [74],[76]. Trata-se geralmente de uma lesão solitária, mas foi registado um envolvimento múltiplo em 2% dos casos[77].

➢ Relação idade/sexo :

èmeèmeOs meningiomas intra-ósseos ocorrem numa idade mais tardia do que noutros locais, geralmente nas 2 a 3 décadas, com uma predominância do sexo feminino e um rácio de 1 homem para 1,9 mulheres.[72].

Após os 40 anos de idade, os osteossarcomas são induzidos por radiação (após irradiação de um tumor cerebral), secundários à degeneração da doença de Paget, ou desenvolvidos em displasia fibrosa pré-existente secundária a osteocondromatose ou osteomielite crónica. [72,74].

Os osteossarcomas secundários à irradiação, doença de Paget ou displasia fibrosa ocorrem em pacientes mais velhos e sua incidência é estimada em 0,7 a 1% dos casos em cada uma dessas três situações [73].

Cotton et al estimam que 5% dos osteossarcomas são radio-induzidos[40].

No nosso caso, tratava-se de um homem de 23 anos e não encontrámos indícios de irradiação.

1.2 Radiologia

➢ Radiografia normalizada :

Os aspectos radiológicos são comparáveis aos de outras localizações. Na maioria dos casos, a lesão é osteolítica ou mista, com uma matriz mineralizada que destrói as tábuas externa e interna, provocando erosões ósseas irregulares, invasão de tecidos moles e, raramente, invasão intracraniana. Pode ser observada uma reação periosteal anárquica, manifestada por espículas ósseas perpendiculares à abóbada craniana e esporões de Codman. A invasão do couro cabeludo e da dura-máter é rápida e extensa, dando um aspeto de "fogo de relva".[10,71,74].

➢ CT :

É superior às películas convencionais no estudo das tabelas ósseas e aumenta a probabilidade de malignidade. A presença de calcificações fornece informações topográficas e analisa o parênquima cerebral.

➢ RESSONÂNCIA MAGNÉTICA :

Permite uma melhor delimitação da extensão intramedular e extra-óssea, com um sinal heterogéneo, predominantemente intermédio nas sequências ponderadas em T1 e um hipersinal em T2. A injeção de gadolínio melhora a deteção de pequenas lesões intra-diplóides.

A TC e a RM são complementares: as calcificações e as alterações ósseas são mais bem analisadas pela TC, enquanto a RM mostra mais claramente a lesão vascular associada e a extensão do tumor no interior da diplocele (desaparecimento do hipersinal fisiológico da gordura da medula, que é substituído por um hipossinal T1 tecidular). O contraste é intenso devido à hipervascularização do tumor.[72,53,27].

> ANGIOGRAFIA :

O tumor é hipervascular, os seus pedículos estão dilatados e existem shunts arteriovenosos que podem ser demonstrados por RMN padrão. Na nossa série, o doente com osteossarcoma foi submetido a uma radiografia do crânio e a uma TAC cerebral.

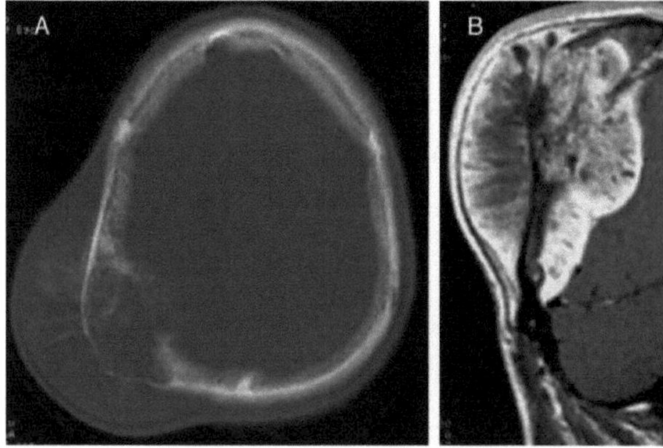

A) B)

Figura 36 Osteossarcoma. A. Corte axial de TC através da janela óssea mostrando uma grande lesão osteolítica parietal com espícula. B. Corte coronal T1 mostrando intensa captação de contraste pela massa.[9].

1.3 Histologia

Histologicamente, os osteossarcomas são classificados em três grupos histológicos, de acordo com a predominância de células osteoblásticas, condroblásticas e fibroblásticas. [73].

O principal critério para um diagnóstico positivo é a produção constante de uma matriz osteoide pelas células tumorais [73].

➤ Macroscópico

O osteossarcoma é um tumor sólido, duro e irregular, descrito como um abeto nos exames radiológicos, devido às espículas tumorais de osso calcificado que se irradiam em ângulos rectos[74,777].

➤ Microscopia :

A caraterística do osteossarcoma é a presença de células osteóides no tumor. As células tumorais são muito pleomórficas (anaplásicas), algumas delas gigantes, com numerosas mitoses atípicas. Estas células produzem osteóides que descrevem trabéculas irregulares (amorfas, eosinofílicas) com ou sem calcificação central[76].

1.4 diagnóstico diferencial

O diagnóstico diferencial é com condrossarcoma e osteoblastoma agressivo. O aspeto imagiológico é o mesmo, mas existem alguns sinais de agressividade, como uma reação periosteal invulgar. Os dados epidemiológicos (idade, localização no osso) ajudam, mas o diagnóstico final é histológico e a biopsia é sempre essencial.[73].

1.5. Tratamento

O tratamento envolve quimioterapia neoadjuvante e cirurgia, sendo o osteossarcoma pouco radiossensível [78].

Dependendo da extensão da disseminação loco-regional e da resposta à quimioterapia, o tratamento cirúrgico será preferencialmente conservador. Consiste numa ressecção cirúrgica ampla que remove o osso afetado e os tecidos moles invadidos, com reconstrução óssea. [40,78].

Atualmente, a quimioterapia aumentou a taxa de sobrevivência do osteossarcoma localizado para 70% aos 3 anos. Esta taxa manteve-se estável nos últimos 20 anos [79].

A poliquimioterapia também revolucionou o prognóstico do osteossarcoma desde a sua introdução nos vários protocolos [80,81]. De acordo com Maurizio Salvati et al, deve ser utilizada tanto a nível neoadjuvante como adjuvante [69,72] . Desta forma, de acordo com um estudo prospetivo [82], isto aumentaria o prognóstico a dois anos de 15-17% para 55-60%.

Um estudo retrospetivo de 201 doentes mostrou que a curva de sobrevivência a dois anos dos doentes com osteossarcoma craniofacial, alguns dos quais tinham sido tratados com ressecção cirúrgica completa, era comparável à dos doentes cuja cirurgia tinha sido incompleta mas que tinham recebido terapêutica adicional com vários medicamentos. [83]. Obviamente, a melhor taxa de sobrevivência nestes casos é observada em doentes que foram submetidos a cirurgia completa combinada com quimioterapia adjuvante.

O nosso doente foi submetido a remoção cirúrgica do tumor em duas ocasiões, com dois cursos de quimioterapia seguidos de radioterapia adjuvante. Faleceu após 5 meses com recidiva local.

2. Condrossarcoma

Os sintomas clínicos do condrossarcoma não são específicos e dependem da sua localização.

2.1. Epidemiologia

> Frequência :

O condrossarcoma representa 6% de todos os tumores ósseos e 11% dos tumores malignos primários[84][ère]É o primeiro tumor maligno da linhagem cartilaginosa e representa menos de 1% de todos os tumores intracranianos [85].[85]É muito menos raro na abóbada craniana: menos de 6% dos tumores da abóbada.

> Localização:

Localiza-se principalmente no osso temporal, particularmente na porção petrosa, seguido da região esfeno-occipital, muitas vezes devido a um resíduo de cartilagem endocondral.

> Rácio idade/sexo:

A predominância masculina é mais frequentemente registada.

[èmeème]Ocorre geralmente durante as décadas de 4 e 5.[77].

2.2. Radiologia

> Radiografia normalizada :

Apresenta osteólise geográfica e calcificações típicas dos tumores da cartilagem, que, quando típicas, são anulares, arciformes ou em forma de "pipoca". A sua abundância é um argumento a favor do condroma, sobretudo se ocuparem mais de dois terços da lesão. As aposições periosteais podem estar ausentes ou ininterruptas, de aspeto benigno, associadas a espessamentos corticais[79].

> CT :

Isto facilita a avaliação de: lise cortical, aposições periosteais, densidade tumoral próxima da cartilagem (aproximadamente 50 HU), calcificações anárquicas intra-tumorais e extensão intradural.[84].

> RESSONÂNCIA MAGNÉTICA :

Os condrossarcomas apresentam um contraste heterogéneo após a injeção de gadolínio, hipersinal global em T2, septos com hipossinal e calcificações. Após a injeção de gadolínio, o aspeto caraterístico dos tumores da cartilagem é o de um realce em "arcos e anéis" dos septos e da periferia da lesão.[86,87].

2.3 Histologia

> Macroscopia :

O condrossarcoma é uma proliferação de condrócitos malignos caracterizada por anomalias cito-nucleares no interior de lóbulos de cartilagem, nunca havendo formação de tecido ósseo.

> Microscopia :

As anomalias citológicas e histológicas classificam normalmente os condrossarcomas em três graus de malignidade crescente[85,86].

- GRAU I: baixo grau de malignidade; caracterizado por anomalias nos condrócitos (núcleos grandes e binucleados) e calcificações frequentes.

- GRAU II: malignidade moderada; as anomalias citológicas são mais frequentes, as calcificações mais raras.

- GRAU III: malignidade elevada caracterizada por anomalias condrocíticas importantes, mitoses e algum grau de anaplasia celular.

2.4. Diagnóstico diferencial

O diagnóstico diferencial é osteossarcoma e osteoblastoma agressivo.

2.5. Tratamento

O tratamento envolve quimioterapia neoadjuvante e cirurgia.

II Tumores secundários

A. Metástases

1. Epidemiologia

> Frequência :

As metástases representam a causa mais frequente de tumores da abóbada craniana em adultos, nos quais os cancros da mama e do pulmão são os mais frequentemente implicados, seguidos do rim e da tiroide; o cancro da próstata, embora osteófilo, tem menos afinidade com o crânio.[88,89].

✧ **Metástases osteolíticas**: o cancro da mama, seguido do cancro do pulmão, é responsável por 80% das metástases osteolíticas da abóbada. 10% das metástases são únicas, a maioria são múltiplas, e o seu número é subestimado porque só se tornam visíveis quando 50% da estrutura óssea foi destruída.[90,91].

❖ **Metástases osteoblásticas**: observadas principalmente no cancro da próstata, cancro da mama, cancro da bexiga, meduloblastoma e cancro do pulmão de pequenas células.

As metástases condensantes são muito mais raras do que as formas líticas e são excepcionais na abóbada craniana.[92].

❖ **Metástases mistas**: observadas no cancro da mama, do pulmão e da próstata e no neuroblastoma, mas as metástases na abóbada craniana devem-se quase sempre ao cancro da mama. [93].

Mais de 60% dos doentes com cancro têm ou desenvolvem metástases ósseas durante o curso do seu cancro. [94].

Raramente são diagnosticados clinicamente e são frequentemente descobertos na autópsia. [88].

Na nossa série, houve 9 casos de metástases, sendo as mais comuns o carcinoma da tiroide (2 casos), da mama (2 casos) seguido do cancro da próstata (1 caso), um caso de carcinoma brônquico e uma metástase loco-regional.

- **Metástases que se estendem à abóbada craniana**

É possível a invasão da abóbada por contiguidade a partir de locais metastáticos intra ou extracranianos. É pouco frequente no couro cabeludo e diz respeito principalmente a metástases de melanoma maligno.

As metástases subdurais e epidurais podem estender-se à abóbada craniana. Estas são principalmente secundárias ao cancro da mama, do pulmão e da próstata.[88].

Na série de 250 metástases intracranianas de HEALY, 7,6% dos casos invadiram a abóbada craniana [90,95].

Em 1889, Paget relatou 36 casos de metástases cranianas entre 650 autópsias de doentes com cancro da mama.

Nagamine relatou 12 casos (2,5%) de metástases cranianas entre 473 doentes com cancro da tiroide.

Em 1981, Constant et al publicaram os resultados de um estudo que incluía 14 doentes com metástases da abóbada craniana. Verificaram que em 42,85% dos casos o aparecimento das metástases precedia o do tumor primário. [96].

Embora possam causar incapacidade grave devido à compressão dos seios durais ou das estruturas nervosas, muitas lesões metastáticas do crânio são assintomáticas. Espalhadas por via hematogénica, representam a causa mais frequente de tumores da abóbada craniana em adultos. Todos os cancros podem metastizar para a abóbada do crânio. No entanto, os tumores primários de origem epitelial são os mais comuns.

Tabela VII Resumo dos dados dos pacientes do estudo de M. Artico et al.

Doente n°.	Idade	Género	Lesão primária	Classificação ASA	Localização do tumor secundário	Número de dias de hospitalização	Suites
1	45	M	Cancro da próstata	2	Vértice	4	6 meses (falecido)
2	48	M	Melanoma	2	Escama occipital	5	2 anos
3	58	M	Cancro da próstata	2	Vértice	5	9 meses (falecido)
4	58	F	Cancro do pulmão de células escamosas	2	Osso frontal	4	2 anos
5	61	M	Adenocarcinoma do pulmão	3	Osso parietal esquerdo	7	1 ano (falecido)
6	63	F	Cancro da mama	3	Escama occipital	8	4 anos (falecido)
7	65	F	Cancro da mama	3	Ossos temporais e parietais (esquerda)	10	3 anos
8	66	M	Cancro do pulmão de células escamosas	3	Ossos occipital e parietal direitos	12	6 meses

| 9 | 68 | M | Cancro do cólon | 3 | Osso parietal esquerdo | 5 | 1 ano (falecido) |
| 10 | 70 | M | Cancro da bexiga | 2 | Osso parietal direito | 5 | 6 meses (falecido) |

2. Radiologia

> Radiologia standard

A aparência mais comum é a de múltiplas lacunas arredondadas ou ovais, sem reação de condensação periférica.[96].

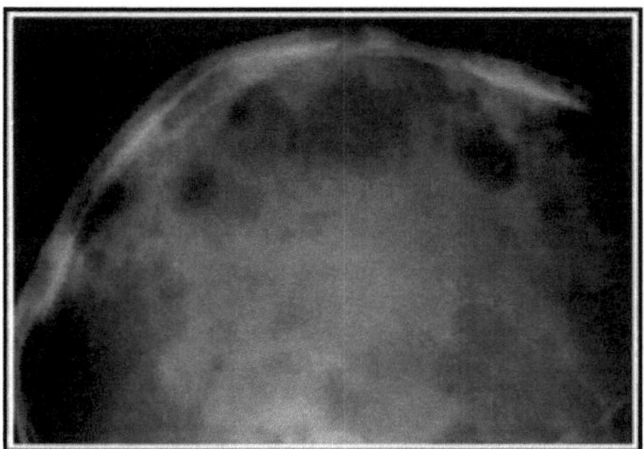

Figura 37 Metástase de origem mamária. Radiografia de perfil. Múltiplas lacunas sem condensação periférica.

> TAC

As lesões são geralmente osteolíticas (pulmão, rim, tiroide). Se estas estiverem associadas a zonas condensadas, ou mesmo a um envolvimento osteoblástico puro, deve procurar-se uma origem prostática ou mamária. É importante notar que o mesmo tumor pode, no mesmo doente, dar origem a metástases osteolíticas ou osteoscleróticas (geralmente em ossos diferentes). O envolvimento é único em apenas 10% dos casos.[97].

Localizam-se inicialmente na diploea e, em seguida, corroem secundariamente as mesas interna e externa e, finalmente, estendem-se para os tecidos moles e o espaço extradural.[40].

> RMN

Na RM, a injeção de contraste não é necessária para o diagnóstico de grandes metástases, mas melhora a deteção de pequenas lesões intradiplóides. Além disso, a RM fornece melhores informações do que a TC sobre o grau de infiltração dural ou de invasão de um seio venoso. As lesões metastáticas para a abóbada do crânio aparecem hipointensas em T1, enquanto são hiperintensas em T2; geralmente apresentam realce pelo contraste com a injeção de gadolínio, exceto as que têm um grande componente osteoblástico. Raramente é encontrada uma reação periosteal[40,96].

3. Histologia

Seja qual for o caso, o diagnóstico definitivo é histológico, baseado numa biopsia ou na remoção do tumor. Por exemplo, em 1889, a doença de Paget, que foi detectada em 36 de 650 pacientes, revelou-se um cancro da mama após um exame post-mortem.[98].

4 Diagnóstico diferencial

O diagnóstico diferencial de focos únicos de carcinoma metastático para a abóbada é difícil, tanto clinicamente como por radiologia convencional, com tumores ósseos primários (mieloma solitário, sarcoma osteogénico, sarcoma de Ewing) e mesmo com lesões não tumorais, como um foco de granuloma eosinofílico.

5. Tratamento

De um ponto de vista técnico, os tumores da abóbada craniana são geralmente tratados de acordo com o princípio da ressecção-reconstrução numa só fase. [99].

A excisão cirúrgica é recomendada nas seguintes circunstâncias: presença de um défice neurológico, destruição óssea maciça e/ou infiltração dural, presença de uma massa dolorosa, presença de uma metástase solitária.

Neste último caso, o osso afetado e o tecido cutâneo adjacente devem ser removidos, ao passo que a dura-máter deve ser preservada quando está macroscopicamente saudável.[100].

A ressecção cirúrgica de metástases cranianas deixa sempre um defeito, que frequentemente requer reconstrução com materiais autógenos (como costelas partidas ou osso ilíaco) ou com materiais aloplásticos (cerâmica de cálcio ou polímeros)[101].

De acordo com vários autores, a ressecção cirúrgica não pode influenciar a doença subjacente, mas permite ao doente evitar a dor e o desconforto local. Pode também melhorar os sintomas neurológicos[102].

A radioterapia externa pode ser indicada no caso de metástases inoperáveis e na presença de margens de excisão do tumor[67].

Na literatura, a sobrevivência dos doentes com metástases da abóbada craniana varia entre 14 meses e 4,5 anos [100].

A quimioterapia neoadjuvante e adjuvante tem a reputação de erradicar as micro-metástases e a necrose do tumor e das suas ramificações vasculares, permitindo assim uma cirurgia mais conservadora. [74] A quimioterapia também demonstrou reduzir o risco de recidiva local e o número de metástases, bem como prolongar o tempo necessário para a sua formação.

Tabela VIII Epidemiologia de algumas lesões do arco

		Tipo histológico	Frequência	Gé ner o	Idade (anos)	Localizações comuns
Tum ores prim ários	Tumores benignos	Cisto de células escamosas	0,6% dos tumores da abóbada craniana		20-60	Osso frontal parietal
		Osteoma	20% dos tumores primários do arco		40-50	Seio frontal etmoidal osso esfenoidal
		Osteoblastoma	1% de todos os tumores ósseos	M	20-30	Osso temporal
		Hemangioma	10% dos tumores ósseos benignos da abóbada	F	40-50	Osso parietal Osso frontal
		Cisto ósseo aneurismático	2,5% dos tumores ósseos primários	F	Jovem adulto	Osso parietal
		Condroma osteocondral	0,16% dos tumores cranianos			Osso frontoparietal

	Tumor de células gigantes	9% dos tumores ósseos primários benignos	F	20-30	Osso esfenotemporal
	Granuloma eosinofílico	Raro		Criança jovem adulto +	
	Cordoma	Excecional	M	30-40	Osso occipital
	Mixoma	Raro	-	20-30	Osso parieto-temporal
	Fibroma ossificante	Raro			
	Hidatidose	Raro			
	Lipoma	0,1% de todos os tumores ósseos			Osso frontal Osso parietal
	Condroblastom a	1% de todos os tumores ósseos	M	10-20	Osso temporal
Tumores malignos	Osteossarcoma	40% dos tumores malignos primários	F	20-30	Osso occipital

		Sarcoma de Ewing	0,6% dos tumores ósseos malignos		10-25	Osso frontal Osso parietal
		Condrossarcoma	Raro		50	Osso parietal
		Fibrossarcoma	10% dos tumores ósseos malignos primários	-	30-60	
Tum ores secun dário s	**Hematogé nico**	Mieloma múltiplo	O tumor ósseo primário mais comum	M	50-60	
		Plasmocitoma solitário	2,5% dos tumores ósseos primários		< 50	Osso parietal frontal occipital
		LMNH	3,4% dos tumores ósseos primários	F	30-40	Osso parietal fronto-occipital
		LMH	Raro	F	30-40	Osso parietal fronto-occipital

Metástases	Metástases	O tumor mais comum da abóbada			
Tumor de vizinhança que se estende para o arco	Meningioma	50% a nível do CR			Sutura coronal
	Metástases alargadas ao CV	Pouco comum			
	Tumor do couro cabeludo	Raro			Mesa/diploé externo

Tabela IXEpidemiologia de alguns tumores da abóbada craniana de acordo com o sexo, a idade, o local do tumor e a frequência.

Tumores	Género	Idade preferida	Local preferencial do tumor	Frequência
Cisto de células escamosas[3]	Indiferente [5]	20-60 anos [11]	Pterígono vizinho + partes laterais da sutura coronal, fronto-parietal	0,2% a 1% dos tumores cranianos de acordo com Pertuiset, Russel DS et al.
Osteoma[19]	♀ = ♂	40 - 50 anos de idade	Parietal	1 %
Osteossarcoma[72]		10 - 25 anos	Convexidade posterior	0,7 à 3%
Hemangioma[39]	♀ > ♂	40 - 50 anos de idade	Parietofrontal	1% dos tumores ósseos primários
Sarcoma de Ewing[103]		10-25 anos	Convexidade frontal e parietal	Raro

Mesa X (Continuação) : Distribuição de alguns tumores da abóbada do crânio de acordo com o sexo, a idade, o local do tumor e a frequência.

Tumores	Género	Idade preferida	Local preferencial do tumor	Frequência
Doença de Kahler[104]	♂+++	50-60 anos de idade	Disseminado no cofre	Raro
Plasmocitoma solitário[105]	♂ = ♀	< 50 anos	Occipital e parietal	0,7%

Meningiomas [61]	♀+++	50-60 anos de idade	Asa maior do esfenoide	
Displasia fibrosa[106]	♀ = ♂	0 - 30 anos	Fronto-orbital	
Doença de Paget[107]	♂ > ♀	>50 anos	Disseminado	25 - 65% dos casos de mieloma múltiplo [108]

♀ = mulher   ♂ = homem   < = inferior>   = superior

CONCLUSÃO

A localização dos tumores na abóbada do crânio é rara. Os dados da literatura relativos à frequência dos tumores ósseos e à localização craniana dos tumores primários variam entre 0,8 e 2%. [109]. Os tumores da abóbada craniana são essencialmente dominados por lesões secundárias.

Os tumores da abóbada craniana afectam tanto crianças como adultos. Em crianças e adolescentes, eles são dominados por cistos epidermóides e dermóides. [35]. Também são secundários a metástases de neuroblastoma. Nos adolescentes, são mais frequentemente osteomas. Em adultos, por outro lado, a origem é mais diversificada e dominada por metástases de cancro da mama e do pulmão [40,90,110].

Nenhum dos autores dos artigos que encontrámos salienta, de uma forma geral, uma predominância particular de um sexo. A predominância do género é uma função do próprio tumor. Por exemplo, alguns tumores, como os meningiomas e os hemangiomas, têm maior probabilidade de ocorrer em mulheres, enquanto outros, como a doença de Kahler e a doença de Paget, predominam nos homens.

Não encontrámos nenhum local eletivo na abóbada do crânio para a localização do tumor. A localização do tumor varia consoante o tumor em causa. As metástases, os tumores mais comuns na abóbada, são geralmente múltiplas. Os tumores primários, como os quistos epidermoides, têm uma localização preferencial frontal, parietal ou occipital.

Para além da origem embriológica de certos tumores, outros são favorecidos por traumatismos ou radioterapia. Por vezes, é também encontrada uma origem genética.

Apresentamos um estudo retrospetivo de 20 casos de tumores da abóbada craniana tratados no Serviço de Neurocirurgia do Hospital Militar Principal de Tunes durante um período de 17 anos, de 1 de janeiro de 2000 a 31 de dezembro de 2016.

O objetivo deste estudo é analisar os aspectos epidemiológicos, clínicos, radiológicos e terapêuticos dos tumores da abóbada craniana na nossa série, bem como avaliar a evolução e o prognóstico a curto e longo prazo.

O estudo global dos 20 pacientes revelou os seguintes resultados:

1. Epidemiológico :

A idade média dos nossos doentes era de 47,4 anos, com extremos que variavam entre os 20 e os 75 anos. A maioria tinha entre 40 e 50 anos de idade.

A repartição por género revelou uma ligeira predominância masculina, com um rácio entre os sexos de 1,2.

2. Aspectos clínicos :

O motivo de consulta mais frequente foi o inchaço em 9 casos, associado a cefaleias em 8 casos.

A descoberta foi fortuita em três casos.

Para os nossos doentes, o tempo até à consulta variou entre 4 meses e 12 anos.

O exame clínico revelou :

Em 8 casos, o inchaço era duradouro e, num caso, firme.

Não foi detectado qualquer défice neurológico no exame inicial.

3. Paraclínica :

Foram efectuadas radiografias do crânio em 7 doentes, que revelaram lise óssea em 6 e osteocondensação em 1.

Foram efectuadas tomografias aos nossos 20 pacientes, o que nos permitiu :

a) Localizar as lesões em :

➢ O osso frontal em 8 casos.

➢ Osso parietal em 7 casos.

➢ Osso temporal em 1 caso.

➢ O osso occipital em 4 casos.

Em 2 casos, foi encontrada uma localização múltipla.

A localização era principalmente frontal e parietal

b) Determinar o tamanho das lesões: mais de metade tinha entre 2 e 4 cm de tamanho.

c) Determinação da densidade das lesões: as lesões eram hiperdensas em 7 casos, hipodensas em 10 casos e mistas em 3 casos.

A RM cerebral foi efectuada em 4 doentes, em complemento da TC em 3 casos e imediatamente em 1 caso, permitindo identificar e avaliar o componente tecidular, localizar o tumor e as suas relações.

Foram efectuadas cintigrafias ósseas em 4 doentes como parte do trabalho de extensão, que mostraram uma única lesão no crânio em 2 casos.

4. Aspectos terapêuticos :

Foi efectuada uma ressecção completa em 16 doentes e uma ressecção subtotal em 3. A cranioplastia foi efectuada em 19 casos.

Quatro doentes tinham sido submetidos a radioterapia pós-operatória e quimioterapia adjuvante.

Os doentes com uma localização secundária foram encaminhados para um oncologista médico para tratamento de acompanhamento.

A abstenção de tratamento foi indicada num caso de metástases na abóbada craniana numa mulher em mau estado geral com metástases noutras localizações.

5. Histologicamente :

Encontrámos 11 casos de lesões benignas: 4 osteomas, 2 cashemangiomas, 2 casos de histiocitose X, 1 caso de neurofibroma, 1 caso de meningioma intraósseo e 1 caso de quisto epidermoide.

Foram diagnosticados tumores malignos em 2 casos. Tratava-se de um osteossarcoma e de um condrossarcoma.

Foram detectadas lesões secundárias em 9 casos.

6. Desenvolvimento :

O resultado imediato foi favorável na maioria dos casos.

Após um seguimento médio de 12 meses, variando de 4 meses a 15 anos, o resultado subsequente foi favorável em 60% dos casos, sem recorrência.

Um doente perdeu o seguimento e dois doentes morreram.

O prognóstico dependia essencialmente da natureza histológica do tumor. O prognóstico foi favorável em todos os casos de tumores benignos e desfavorável em 11 casos: 2 casos de tumores malignos primários e 9 casos de lesões secundárias.

De um modo geral, os nossos resultados são coerentes com os relatados na literatura.

Em conclusão: Os tumores da abóbada craniana são uma entidade rara,

O sintoma clínico é frequentemente um inchaço craniano.

O diagnóstico etiológico baseia-se na comparação de dados clínicos, radiológicos e anatomopatológicos.

Uma multiplicidade de diagnósticos diferenciais radiológicos e etiológicos

O médico correto pode alterar o prognóstico.

São frequentemente tratados cirurgicamente e, no caso de lesões malignas, podem ser combinados com radioterapia e/ou quimioterapia.

A chave para o tratamento adequado dos tumores do abóbada é o conhecimento do seu tipo histológico, do qual dependem a evolução e o prognóstico.

Os limites do nosso trabalho

Uma dificuldade com que nos deparámos durante a recolha de dados foi o facto de os processos não fornecerem informações satisfatórias sobre o estado clínico e de desenvolvimento dos nossos pacientes.

Devido ao número reduzido de doentes, não foi possível obter resultados estatísticos.

A dificuldade que encontrámos está ligada à escassez de publicações sobre este assunto. Este facto está, por sua vez, ligado à raridade dos tumores localizados na abóbada do crânio.

APÊNDICE 1: *Formulário de registo de dados sobre o tumor em abóbada*

I-Identificação :
-Nome completo :
-Género :
-Idade :
-ATCD :
II-Clínica :
-Modo de descoberta :
-Prazo da consulta :
-Revisão geral :
-Exame neurológico :
-Exame do inchaço :
☐ ☐ Siège:
☐ ☐ Taille:
☐ ☐ Caractère doloroso:
☐ ☐ Consistance:
☐ ☐ Etat da pele
III- Exames radiológicos :
Radiografia do crânio:
-TAC cerebral :
-Ressonância magnética do cérebro :
-sondagem óssea :
-Outros ensaios :
IV-Biologia :
Processamento em V :
-Médico :
-Cirúrgico :
-Passos seguintes :
-Radioterapia :
-Quimioterapia
VI-Exame anatomopatológico :
VII- Tendências a curto e a longo prazo :

Apêndice 2: Classificação histológica dos tumores da abóbada craniana

1. Tumores osteogénicos s

1.1. Benigno

-osteoma

- osteoma osteoide

- osteoblastoma benigno

- exostose

- fibroma ossificante

1.2 Maligno

-osteossarcoma

- sarcoma para-osteal

- sarcoma periosteal

- sarcoma multicêntrico

- sarcoma telangiectásico

- sarcoma dos tecidos moles

2. Tumores da cartilagem

2.1. Benigno

- condroma

- osteocondroma

- condroblastoma

- condroma justa-cortical

- fibroma condromixoide

2.2 Maligno

- condrossarcoma

3. Tumores de células gigantes

4. Tumores vasculares

4.1. Benigno

- hemangioma

- linfangioma

- angiomatose cística

- osteólise maciça

- tumor glómico

- hemangiopericitoma

4.2 Maligno

- hemangiossarcoma

- linfangiossarcoma

5. Tumores do tecido conjuntivo

5.1. Benigno

- lipoma

- fibroide

5.2. Maligno

- lipossarcoma

- fibrossarcoma

6. Outros tumores

- cordoma

- neurofibroma

- meningioma

- quimiodectoma

- leiomioma e leiomiossarcoma

- quisto de células escamosas

7. Hemopatias

- Sarcoma de Ewing

- Sarcoma de Parker Jackson

- linfoma

- plasmocitoma, mieloma múltiplo

- leucemia

-ARAN cloroma ou cancro verde

8. Pseudotumores

- granuloma eosinofílico

- fibroma não ossificante

- quisto ósseo solitário

- cisto aneurismático

- tumores hiperparatiroides castanhos

- miosite ossificante

Os tumores de células gigantes têm caraterísticas arquitectónicas específicas e uma evolução própria, o que torna difícil considerá-los incondicionalmente benignos.

REFERÊNCIAS BIBLIOGRÁFICAS

1. Krupp W, Heckert A, Holland H, Meixensberger J, Fritzsch D. Cisto epidermoide intradiplóico gigante com grandes lesões osteolíticas do crânio: um relato de caso. J Med Case Rep. 2012;6(1):85.
2. Duan Z xin, Chu S hua, Ma Y bin, Zhang H, Zhu J liang. Cisto epidermoide gigante intradiploico do osso occipital. J Clin Neurosci. 2009;16(11):1478- 80.
3. Gaivas S, Rotariu D, Dumitrescu G, Iliescu B, Apetrei C, Poeata I. Cisto epidermoide intradiplóico do crânio. Relato de caso. Journal of Diagnostic Pathology 2014 ;9(2) :38.
4. Samdani S, Kalra GS, Rawat DS. Cisto epidermoide intradiploico pós-traumático do osso frontal. J CraniofacSurg. 2013;24(2):e128-2.
5. Yanai Y, Tsuji R, Ohmori S, Tatara N, Kubota S, Nagashima C. Alteração maligna em um epidermoide intradiplóico: relato de um caso e revisão da literatura. Neurosurgery. 1985 Feb-cited 2017 ;16(2):252-6.
6. Özgi ray E, Perumal K, Çinar C, Emre K, Ertan Y, et al. Gestão de Tumores Calvários: Uma Análise Retrospetiva e Revisão da Literatura. Turk Neurosurg. 2016;(1).
7. Parlier-Cuau C, Brouard R, Laouisset L, Touraine S, Hamzé B, Petrover D, et al. Diagnóstico de uma lacuna na abóbada craniana.Revue du Rhumatisme Monografias. 2013;80: 44-57.
8. Colas L, Caron S, Cotten A. Lesões da abóbada craniana: uma revisão. Jornal Americano de Roentgenologia. 2015; 840-7.
9. O. Naggara, A. Goncalves, É. Meary,R. Souillard-Scemama , J.-F. Meder et al. Tumores da abóbada craniana.Radiologia e imagiologia médica.2011;19.
10. Yalçin O, Yildirim T, Kizilkiliç O, Hürcan CE, Koç Z, Aydin V, et al. Achados de TC e RMN em lesões não infecciosas da calvária. DiagnIntervRadiol .2007;13(2):68–74.
11. Hong B, Hermann EJ, Klein R, Krauss JK, Nakamura M. Ressecção cirúrgica de lesões osteolíticas da calvária: caraterísticas clinicopatológicas. Clin Neurol Neurosurg. 2010;112(10):865-9.
12. Bauduer F, Bessou M, Guyomarc'h P, Mercier C, Castex D. Multiple Lesões líticas calvárias: um diagnóstico diferencial da França medieval (5 a 7 d.C.). Int J Osteoarchaeol. 2014;24(5):665-74.
13. Amaral L, Chiurciu M, Almeida JR, Ferreira NF, Mendonça R, Lima SS. Ressonância magnética para avaliação de lesões da abóbada craniana: um ensaio pictórico. ArqNeuropsiquiatr. 2003;61:521–32.
14 Tucker WS, Nasser-Sharif FJ. Lesões benignas do crânio Can J Surg. 1997;40(6):449-55.
15. Younghee Y, Won-Jin M, Hyeong S , Joon Cho, Myung HR.Pictorial Essay. J Korean Soc Radiol2016;74:43-54.
16. Lloret I, Server A, Taksdal I. Lesões calvárias: uma abordagem radiológica ao diagnóstico. Ata Radiol. 2009;50:531-42.

17. Binit S, Mittal M, Mittal A, Thukral B. Lesões líticas atípicas do crânio: Correlação clínica e radiológica. Anais da Academia Indiana de Neurologia. 2014;50:52-59.

18. Xiao G. Cisto epidermoide gigante hiperdenso intradiplóico do crânio com extensão extra e intracraniana: relato de dois casos e revisão da literatura. Chinese J Cancer Res. 2005;17(2):154-6.

19. Locatelli M, Alimehmeti R, Rampini P, Prada F. Cisto epidermoide frontal intradiploico num doente com traumatismos cranianos repetidos: existe uma relação causal? Ata Neurochir (Wien). 2006;148(10):1107–10.

20. Lee D-H. Cisto epidermoide intradiploico do osso temporal: é igual ou diferente do colesteatoma. J Craniofac Surg. 2011;22(5):1973-5.

21. Constans JP, Meder JF, De Divitiis E, Donzelli R, Maiuri F. Giant intradiploic epidermoid cysts of the skull. J Neurosurg. 1985 ;8;62(3):445- 8.

22. K. Jaiswal, A. K. Mahapatra A. Giant intradiploic epidermoid cysts of the skull. Um relato de oito casos. Br J Neurosurg. 2000;14(3):225-8.

23. Ajja A, Akhaddar A, Naama O, Guazzaz M, Belhachmi A, AsriAbad C, et al. Intradiploid epidermoid cyst of the occipital bone. Neurosurgery. 2007;53(5):367-70.

24. Hasturk AE, Basmaci M, Yilmaz ER, Kertmen H, Gurer B, Atilgan AO. Cisto epidermoide gigante intradiploico apresentando-se como massa craniana solitária com extensão intracraniana. J CraniofacSurg. 2013;24(6):2169-71.

25. Kano T, Ikota H, Kobayashi S, Iwasa S, Kurosaki S, Wada H. Malignant Transformation of an Intracranial Large Epidermoid Cyst With Leptomeningeal CarcinomatosisCase Report. Neurol Med Chir Malig. 2010;50(50):349-53.

26. Vellutini EAS, de Oliveira MF, Ribeiro APC, Rotta JM. Transformação maligna de cisto epidermoide intracraniano. Br J Neurosurg. 2014;28(4):507-9.

27. Mitra I, Duraiswamy M, Benning J, Joy HM. Imagiologia das lesões focais da calvária. Vol. 71, Radiologia Clínica. 2016; 389-98.

28. Deacu C-M, Iordan A, Baz R. Avaliação imagiológica de anomalias difusas da abóbada craniana (Relato de caso). ARS Medica Tomitana. 2015;21(2):95- 100.

29. Haddad FS, Haddad GF, Zaatari G. Osteomas cranianos: sua classificação e tratamento. Relato de um osteoma gigante e revisão da literatura. SurgNeurol. 1997;48(2):143-7.

30. Patel TR, Borah GL. Osteomas periosteais do osso frontal. PlastReconstr Surg. 2004;114(3):648-51.

31. Ahmadi MS, Ahmadi M, Dehghan A. Osteoma osteoide apresentando-se como uma lesão solitária dolorosa no crânio: relato de caso. Iran J Otorhinolaryngol. 2014 ;26(75):115-8.

32. J. Ognard,C.Barberot,M. Garetier,F. Abed Ra.Diagnóstico de osteocondensações cranianas e hiperostoses.2016:40:58-65

33. VISHWAKARMA R, Joseph ST, Patel KB, Sharma A. Osteoma frontal gigante: relato de caso com revisão da literatura. Indian J Otolaryngol Head Neck Surg. 2011;63(Suppl 1):122-6.

34. Fan KL, Ghadjar K, Yuan JT, Lazaref J, Wilson L, Bradley JP. Osteoma Craniano Gigante. J Craniofac Surg. 2012;23(5):480-2.

35. Dispenza C, Martines F, Dispenza F, Caramanna C, Saraniti C. Osteoma do seio frontal complicado por abcesso palpebral: relato de caso. Ata Otorhinolaryngol Ital. 2004;24(6):357-60.

36. Kang SH, Park SW, Kwon KY, Hong WJ. Uma lesão solitária no crânio de osteomielite sifilítica. J KoreanNeurosurg Soc. 2010;48(1):85-7.

37. Reale G, Ungari C, Riccardi E, Calvani F, Quarato D, Rinna C, et al. Osteoma fronto-etmoidal. Tratamento aberto. Ann Ital Chir. 2014;85(3):214-8.

38. Atesok KI, Alman B a., Schemitsch EH, Peyser A, Mankin HJ. Osteoma osteoide e osteoblastoma. J AcadOrthop Surg. 2011;19:678-89.

39. Couturier A, Aumaître O, Mom T, Gilain L, André M. Displasia óssea fibrosa craniofacial.Revue de Medecine Interne. 2016;36:834-9.

40. Salunke P, Sinha R, Khandelwal NK, Kumar A, Gupta K, et al. Hemangioma cavernoso intraósseo primário da base do crânio. Br J Neurosurg. 2010;24(1):84-5.

41. Xu P, Lan S, Liang Y, Xiao Q. Múltiplos hemangiomas cavernosos do crânio com sinal de cauda dural: relato de caso e revisão da literatura. BMC Neurol 2013;13:155.

42. Yang Y, Guan J, Ma W, Li Y, Xing B, Ren Z, et al. Hemangioma Cavernoso Intraósseo Primário no Crânio. Medicine (Baltimore). 2016;95(11):e3069.

43. Nasi D, Somma L di, Iacoangeli M, Liverotti V, Zizzi A, Dobran M, et al. Hemangioma cavernoso do osso calvarial com invasão intradural: um curso agressivo incomum - relato de caso e revisão da literatura. Int J Surg Case Rep. 2016;22:79-82.

44. Park BH, Hwang E, Kim CH. Hemangioma intraósseo primário no osso frontal. Arquivos de Cirurgia Plástica. 2013;40:283-5.

45. Dubbeldam A, Thywissen C, Vanwyck R, Cleeren P. Hemangioma intraósseo do osso parietal esquerdo. JBR-BTR. 2015;98(3):117-8.

46. Atci IB, Albayrak S, Yilmaz N, Uçler N, Durdağ E, Ayden O, et al. Hemangioma cavernoso do osso parietal. Am J Case Rep. 2013;14:401- 4.

47. Heckl S, Aschoff A, Kunze S. Cavernomas do crânio: revisão da literatura 1975-2000. Neurosurg Rev. 2002;25(1-2):56-62-7.

48. Kirmani A, Sarmast A, Bhat A. Um caso único de hemangioma calvarial. Surg Neurol Int. 2016;7(15):398.

49. Néel a, M. Artifoni , J. Donadieuc, G. Lorillonb, M. Hamidoua, A. Tazi b,d, et al.Histiocytoselangerhansienne de l'adulte Langerhans cellhistiocytosis in adults. Rev Med interne 2015;69(5):100-10.

50. Sauerborn D, Pajić-Penavić I, Stojadinović T. Granuloma eosinofílico do osso temporal em um adulto: controvérsias na gestão. Coll Antropol. 2012;36:163-6.

51. Jin Lim S, Kwan Lim M, Won Park S, Eun Kim J, Hye Kim J, et al. Histiocitose de células de Langerhans no crânio: comparação de imagens de RM e outras imagens; J Korean Soc Magn Reson Med, 2014;13(1):74-80.

52. Davidson L, McComb JG, Bowen I, Krieger M. Histiocitose de células de Langerhans craniospinal em crianças: 30 anos de experiência numa única instituição. J NeurosurgPediatr. 2008;1(3):187-95.
53. Um caso de granuloma eosinofílico calvarial com rápida expansão e ampla invasão do crânio: análise imunohistoquímica do Ki-67. J Clin Neurosci. 2002;9(1):72-6.
54. Berhouma M, Krichen W, Chamseddine A, Jemel H. Tratamento cirúrgico de granulomas eosinofílicos solitários da abóbada craniana. Cerca de dois casos. Neurosurgery. 2009;55(6):555-9.
55. Histiocitose langerhansiana multifocal do osso: lugar da radioterapia.J Cancer Radiotherapy. 2010;14(8):759-62.
56. Henon A, Colombat M, Rodallec M, Redondo A, Feydy A. Meningioma intraósseo da abóbada craniana: comparação anátomo-radiológica. J Radiol. 2005;86(1):83-5.
57. Yun JH, Lee SK. Meningioma atípico intraósseo osteolítico primário com invasão de tecidos moles e dural: Relato de um caso e revisão da literatura. J Korean Neurosurg Soc. 2014;56(6):509-12.
58. Kaptan h, Karaba P, Birler U, Köke F ,Kasamcan O et al.Intraosseous meningioma: Case report. TurkiyeKlinikleri Journal of Medical Sciences. 2011; 1736-9.
59. Choi KW, Chung KJ, Kim Y-H. Meningioma intraósseo primário. Arch Plast Surg. 2015;42(3):378-80.
60. Chen TC. Meningioma Intraósseo Primário. Neurosurgery Clinics of North America. 2016;32:189-93.
61. Caruso R, Fini G, Pesce A, Wierzbicki V, Marrocco L, Piccione E, et al. Um meningioma cístico intraósseo primário: relato de caso. Int J Surg Case Rep. 2017;37:189-92.
62. Suri V, Singh A, Das R, Das A, Malhotra P, Jain S, et al. Sarcoide ósseo com lesões líticas no crânio. Rheumatol Int. 2014;34(4):579-82.
63. Mascarenhas L, Peteiro A, Ribeiro CA, Magalhaées Z, Româo H, Magalhaées F, et al. Skullosteosarcoma:illustratedreview. Ata Neurochir (Wien). 2004;146(11):1235-9.
64. Jroundi L, Barkouchi F, Chakir N, El Quessar A, Jiddane M, Bacadi D. Osteossarcoma occipital num homem de 33 anos: relato de caso. J Radiol. 2006;87(1):62-4.
65. Salvati M, Ciappetta P, Raco A. Osteossarcomas do crânio. Observações clínicas sobre 19 casos. Cancer. 1993;71(7):2210-6.
66. Cho H, Park B-J, Park Y-K. Osteossarcoma multifocal do crânio: múltiplo primário ou metastático Um relato de caso. Korean J Pathol. 2014;48(2):146-50.
67. hadeleyc,B.S.,loyola V. Gressot,AkashJ and al. osteossarcoma da abóbada craniana e base do crânio em pacientes pediátricos. J NeurosurgPediatr. 2014;13(13):380-7.

68.   Smeele LE, Kostense PJ, van der Waal I, Snow GB. Effect of chemotherapy on survival of craniofacial osteosarcoma: a systematic review of 201 patients. J Clin Oncol. 1997;15(1):363-7.

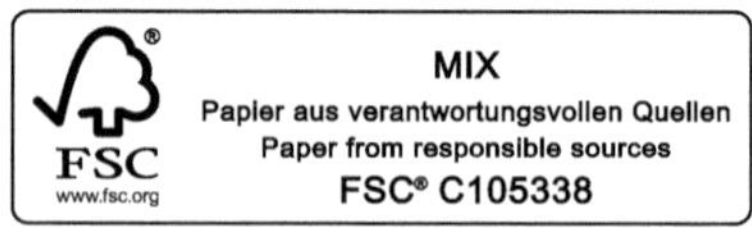

Printed by Books on Demand GmbH, Norderstedt / Germany